心电图快速研判

Rapid Interpretation of ECG

主　编　陈韵岱

副主编　石亚君　宋小武　孙志军

科 学 出 版 社

北 京

内 容 简 介

医务人员每天阅读的心电图数量从几十到上千不等，快速研判且绝不遗漏危重信息是重要的基本功。本书旨在帮助各级相关临床医师和心电图工作者学习心电图快速研判的知识。本书以心电图波段间期的目测为基础，训练读者快速掌握识别的基本要领。首先介绍相关基础，包括如何进行心电图高质量描记及心电图常见问题的临床识别与处置；然后以简洁的方式告知相关研判要点，配合心电图图形实例讲解，训练读者对正常和异常心电图快速识别技巧；最后聚焦至危急重症心电图的快速研判上，除介绍相关要点外，用临床案例告知读者如何迅速正确地识别和处置。

本书重点突出、实用性强，适合内、外科医师、护士和心电图工作者，尤其是刚接触临床工作的住院医师和实习生阅读。

图书在版编目（CIP）数据

心电图快速研判 / 陈韵岱主编. -- 北京：科学出版社，2020.5

ISBN 978-7-03-064810-5

Ⅰ. ①心… Ⅱ. ①陈… Ⅲ. ①心电图 – 诊断 Ⅳ.①R540.4

中国版本图书馆 CIP 数据核字(2020)第 060595 号

责任编辑：李 玫 徐卓立 / 责任校对：张 娟

责任印制：赵 博 / 封面设计：龙 岩

科 学 出 版 社 出版

北京东黄城根北街 16 号

邮政编码: 100717

http://www. sciencep. com

三河市春园印刷有限公司 印刷

科学出版社发行　各地新华书店经销

*

2020 年 5 月第　一　版　开本：880×1230　1/32

2020 年 5 月第一次印刷　印张：5 1/2

字数：150 000

定价：49.00 元

（如有印装质量问题，我社负责调换）

编著者名单

主　编　陈韵岱

副主编　石亚君　宋小武　孙志军

编著者　（以姓氏笔画为序）

于　霜　王　昂　王小鹏　王佳平

王晋丽　文冬凌　石亚君　达呼巴雅尔

刘　玉　刘继轩　孙志军　李升吉

李艾桐　李光玲　李腾京　但　晴

宋小武　张　东　张　洁　陈韵岱

范桃红　周军荣　郑小琴　孟凡华

赵　丽　赵成辉　赵舜萍　郜　玲

袁　源　郭亚涛　黄　琼　曹文平

董　颖

前　言

心电图应用于临床已有百余年，是临床诊疗不可或缺的检查项目。心电图广泛应用于心血管疾病诊治、非心脏疾病危险评估、各种危重症患者的抢救、手术麻醉监护及健康筛查等领域。心血管技术发展日新月异，但心电图检查百年来仍然无可替代、经久不衰，尤其在心律失常和传导异常方面具有独一无二的诊断价值。

临床工作中，往往会遇到心电图机数据采集质量差的困惑，如何快速判断并排除影响因素是关键。本书从心电图采集的四个主要环节：机器保养、工作环境、机器技术参数和患者的生理状况进行剖析，旨在快速解决实际心电图数据方面的质量问题。

心电图作为临床重要的检查项目，检查快速，更需要判读快速。本书从心电图基础判读着手，培养医务工作者心电快速诊断标准作业程序（SOP）；进一步归纳常见危重症的心电图改变，从特征入手，达到诊断、鉴别诊断和快速判别的效果。本书紧抓要点，突出实用性，使相关专业工作者能在紧急繁忙中不遗漏危急重症心电图的信息。可供临床医师、监护室护士、心电专业人员及初学者等参考阅读，可广泛应用于基层医疗单位、门诊部、干休所及各级医院。

感谢北京市科学技术委员会首都科技平台“心电类医用电子仪器验证评价与推广”课题（课题编号：Z181100009518010）对本书的资助！

限于编者水平，书中疏漏之处，恳请读者提出宝贵意见！

编者
解放军总医院心血管内科
2020 年 3 月

目 录

第 1 章　心电图快速研判的基础

采集高质量心电波形对于心电图诊断至关重要，也是心电图快速研判得以实现的基础。本章通过对心电图机仪器及环境的标准化、操作流程、日常维护及心电图常见问题的临场识别与快速处置进行阐述，告诉读者如何才能保证采集到一份高质量的心电图，为正确做出心电图诊断做好准备。

第一节　心电图波形采集前必备的基本条件

一、心电图机工作环境

1. 检查室　心电图检查室应宽敞、明亮、通风，房间面积要求一般在 $30m^2$ 左右，且远离大型电器设备。室温控制在 18 ～ 26 ℃，过冷或过热均会影响心电波形的采集质量，特别是温度过低时会因寒冷导致肌肉紧张，使采集波形出现肌电干扰，从而影响心电图的判读。

2. 检查床　检查床一般设置为长 190cm，宽 90cm，高 68cm。为适应绝大多数受检者的身高要求，检查床长不应少于 190cm。检查床设置宽度时需要考虑检查采集盒与导联线放置空间，且受检者平卧后双手应能放置在身体两侧，因此，检查床的宽度应设置为

90cm。因考虑受检者群体差异，存在儿童、老年人及行动不便的患者，因此检查床高度不应超过 70cm。检查床的合理设置，可避免因体位不适、肢体紧张度增加而引起肌电干扰。

3. 机器位置　放置心电图机时，应使其电源线尽可能远离检查床和电缆线，检查床及心电图机旁不要放置其他电器（不论是否通电），同时不能有电源线穿行。绝大多数心电图机已实现内部接地，无须外置接地线。

4. 室内终末处理　检查室完成当日工作后，应整理室内环境、捋顺导联线。应用紫外线照射 1h。检查中应使用清洁无菌的一次性床单、枕套等，一人一换，以防交叉感染。目前应用电动床设备及配套的床单可实现感应换单，节省检查时间。如条件不允许，不能做到一人一换，也应保持用具清洁无污染，一旦被污染应立即更换。

二、检查前准备

（一）操作者的准备

1. 核准受检者　检查前，操作者必须认真阅读申请单，确认受检者姓名、门诊号、住院号、检查病区、临床诊断等重要信息资料，并对受检者进行初步分层。快速了解申请检查的目的，了解对描记导联有无特殊要求。如右位心、右旋心、后壁、右心室心肌梗死患者需连接不同的导联位置。扫码确认受检者身份信息后，再次呼叫受检者姓名，以防发生耳部疾病患者、老年痴呆患者或幼童等特殊病患出现张冠李戴的现象。

2. 检查仪器　受检者检查前，操作者应检查心电图机电量是否充足、时间是否准确，避免抢救患者时因心电图时间与抢救时间不符引发医疗纠纷。心电图滤波应设置为 150Hz，滤波过低会丢失诊断信息，如左心室高电压、P 波高尖等振幅信息受到影响。走纸速度应为 25mm/s，导联增益应为 10mV/mm，导联设置应为标准 12 导联体系。另外，检查电源线、各导联线连接是否安全、准确，导联线须保持顺畅，勿缠绕。

3. 沟通交流　检查前，操作者需与受检者进行沟通，告知检查的目的、事项及流程。消除受检者紧张心理，以减少图形干扰，确保采集的心电波形平稳，从而有利于心电图准确诊断。

（二）受检者的准备

1. 受检者在接受心电图检查前，应稍事休息，保持平静，避免紧张。

2. 受检者接受心电图检查前 2h，尽量不吸烟，不饮茶、咖啡和含酒精类等刺激性饮品。

3. 受检者在接受心电图检查前，尽量穿着分身宽松的棉制衣物，以方便做心电图检查；在采集心电图时平卧于检查床，露出双手腕、双足踝，衣服掀至乳头以上，保持肢体放松，平静呼吸。

三、规范化操作

（一）患者皮肤处理与电极放置

1. 皮肤处理　首先清洁皮肤，如果放置电极部位的皮肤有污垢或毛发过多，则应预先清洁皮肤，用备皮刀片剃除胸毛。常用装有温水的喷壶，将水喷至安放电极处，或用棉签蘸清水涂抹于电极安放处。文献报道，用导电膏（剂型分为糊剂、霜剂和溶液等）涂擦电极放置处的皮肤更为规范。

2. 电极安放

（1）标准化准确安放：严格按照国际统一标准，准确安放常规 12 导联心电图电极，肢体导联 RA（右上肢）、LA（左上肢）、LL（左下肢）、RL（右下肢）连接于受查者的两手腕关节上方及两侧足内踝上部，胸前导联电极位置安放如图 1-1。必要时应加做其他胸壁导联（右胸导联、后壁导联），女性乳房下垂者应托起乳房，将 V_3、V_4、V_5 电极安放在乳房下缘胸壁上，而不应该安置在乳房上。

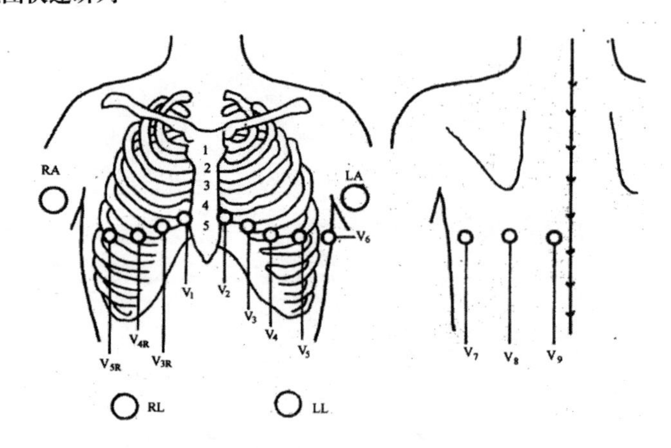

图 1-1 胸前导联及后壁导联的电极安置部位

V_1.胸骨右缘第 4 肋间；V_2.胸骨左缘第 4 肋间；V_3.V_2 与 V_4 联线的中点；V_4.左锁骨中线第 5 肋间；V_5.左腋前线 V_4 水平；V_6.左腋中线 V_4 水平；V_7.左腋后线 V_4 水平；V_8.左肩胛角线 V_4 水平；V_9.脊椎左缘 V_4 水平；V_{3R}.V_1 与 V_{4R} 联线的中点；V_{4R}.右锁骨中线第 5 肋间；V_{5R}.右前腋线 V_{4R} 水平

（2）注意要点：特别强调的是在日常心电图检查操作过程中，下肢电极安放常将左、右下肢的电极都放在一侧下肢。中华医学会心电生理和起搏分会心电图学学组《常规心电图操作标准化》强调，因为目前的心电图机都装有“右下肢反驱动”电路，它能有效抑制交流电干扰，如安放在一侧下肢，则可降低抗交流电干扰的性能，引起心电图波形失真。

3. 特殊情况的处理

（1）疑有急性心肌梗死并首次做心电图检查者，应予以做 18 导联心电图，胸壁各导联部位应做好标记，以备复查定位。描记 V_7、V_8、V_9 导联心电图时，患者必须取仰卧位，而不应该在侧卧位时描记心电图，因此背部的电极最好使用扁平的吸杯电极，或鳄鱼夹电极并接上连接导线来代替吸球。

（2）婴幼儿心电图检查时，取仰卧位，保持安静；婴幼儿哭闹不合作时，应提前应用镇静药后再做检查。另外，婴幼儿胸部导联应选择专用的小儿电极片，尽量不使用电极吸盘，以免对胸部皮肤造成损伤。

（3）对有皮肤病、糖尿病、肝病黄疸及安放吸球位置存在伤口或感染等的特殊患者，应使用一次性电极片，避免交叉感染。对于体形较瘦或呼吸不平稳等床边患者，以及电极吸盘无法使用的患者，使用一次性电极片可较快地获得理想平稳的心电图波形。

（二）心电图采集标准

1. *心电图机主要性能标准*　主要性能标准引自中华医学会心电生理和起搏分会心电图学学组制订的心电图机标准化文件，内容如下。

（1）灵敏度（增益）：心电图机灵敏度（增益）是指输入 1mV 电压时，描笔偏幅度，用 mm/mV 表示。包括：

①最大灵敏度：≥ 20mm/mV。

②标准灵敏度：（10±0.2）mm/mV。

③灵敏度控制：至少提供 5、10、20 mm/mV 三挡，转换误差为±5%。

④耐极化电压： 加±300mV 的直流极化电压，灵敏度变化不大于±5%。

⑤最小检测信号：对产生 0.2mm 峰峰偏转的 10Hz 正弦信号能检测。

（2）噪声：由于放大器中元件内部电子运动的不规则性，使心电图机在没有信号加入时，仍能输出不规则的信号称为噪声。折合到输入端的噪声电压不大于 15μVpp。

（3）阻尼：抵消记录器所发生的振荡力量，称为阻尼。在心电图中，不能允许记录器按它自身的振荡频率运动，因为这将引起波形的失真。

（4）频率响应：灵敏度随着输入信号频率而变化的关系称为频率响应。包括：

①幅度频率特性：以 10Hz 为基准。

②过冲：在±20mm 范围内，描笔振幅的过冲量不大于 10%。

（5）共模抑制比：差模输入时的灵敏度与共模输入时的灵敏度的比值就是共模抑制比。它反映了心电图抗干扰能力。

①心电图机各导联的共模抑制比一般应＞1000∶1。

②目前的心电图机一般均保持在 89dB。

（6）基线稳定性：电源电压稳定时，基线的飘移不大于 1 mm。基线稳定度是衡量心电图机本身稳定性和对电网电压波动适应能力的重要指标。标准如下：

①电源电压稳定时，基线的飘移不大于 1mm。

②电源电压瞬态波动时，基线的飘移不大于 1mm。

③操作开关自“封闭” 转到“观察”时，基线的飘移不大于 1mm。

④灵敏度变化对基线的影响: 在无信号输入时，基线受灵敏度变化影响其位移不超过 2mm。

⑤温度飘移：在 5～40℃，基线飘移平均不超过 0.5mm/℃。

2. 心电波形采集流程

（1）单导心电图采集：单通道记录纸的可记录范围不窄于 40mm。用手动方式记录心电图时，每次切换导联后，必须等到基线稳定后再启动记录纸，每个导联记录的长度不应少于 3～4 个完整的心动周期（即需记录 3～5 个 QRS 综合波）。

（2）多导心电图采集：按照心电图机使用说明进行操作，常规心电图应包括肢体的Ⅰ、Ⅱ、Ⅲ、aVR、aVL、aVF 和胸导联的 V_1～V_6 共 12 个导联。尽可能使用 12 导联同步打印的心电图机，心电图采集标准时间为 10s。当采集过程中发现心律失常时，可适当延长心电图采集时间，以利于心电图的诊断和鉴别诊断。

3. 不同体位心电图采集　不同体位对 12 导联心电图的电压及振幅存在影响，受检者一般采取平卧位（特殊情况下采取其他体位时，应予以注明）。如体位改变时，应给予分析。如患者胸部因手术或外伤影响电极位置，可能会因位置偏移上一肋间而表现为右束支阻滞图形。当导联之间心电图波形重叠时，可减小导联定准电压，以免影响心电图分析。如在 V_1 导联采集心电图时可见 Brugada 波，应将电极放置于上一肋间进行确认。

4. 特殊情况心电图采集

（1）无法解释的T波或U波：①应检查相应的胸壁电极是否松动脱落，若该电极固定良好，应重新处理该处皮肤或更换质量较好的电极；②若仍无效，考虑电极安放部位恰在心尖冲动最强处，由于心脏冲撞胸壁，使电极的极化电位发生变化而引起伪差，可将电极的位置稍微偏移。若上述两种方法使采集的波形变为正常，则可认为这种异常的T波或U波是伪差所致。

（2）无法解释的下壁导联Q波：采集图形时，发现Ⅲ和（或）aVF导联的Q波较深，嘱患者深吸气后屏住呼吸，立即采集心电图。若此时Q波明显变浅或消失，则可考虑系横膈抬高所致，为正常变异。反之若Q波仍较深且宽，则不能排除下壁心肌梗死的可能。

（3）无法解释的右胸导联深Q波：在右胸前大部分位置可以记录到Q波，其边缘接近于V_1导联的部位，因此该电极位置稍有变动，即可在V_1导联记录到Q波或QS波。心脏横位或心后壁心包积液时，V_1、V_2导联可描记到QS波，嘱患者深吸气，V_1～V_2导联QS波可变为正常的rS波。高度肺气肿时由于膈肌下降，此时V_1、V_2甚至V_3导联均可描记到QS波，将右胸导联均向下移动一个肋间，则QS波可变为正常rS波。右侧气胸或胸腔积液时由于心脏向左移位，在V_1、V_2甚至V_3导联上均可描记到QS波。

四、检查室管理标准

1. 各级工作人员要认真执行医院、科室制订的各项规章制度。严格遵守纪律，不得无故旷工、迟到、早退。工作热情周到，医德医风高尚，廉洁行医。

2. 准备工作

（1）提前10min到岗，做好开诊前准备工作。

（2）开诊后，热情接待受检者，交代检查注意事项，解除受检者顾虑，以求密切配合，有秩序地进行检查。

3. 认真执行操作规程，严格查对制度

（1）操作者：做到严格查对受检者姓名、年龄、性别，查对检查号、门诊号、住院号。防止发生差错。

（2）采集心电图：做到基线平稳、图形资料完整。

（3）进修生、实习生、规培生、专培生：做到积极向教员请教，熟练掌握操作仪器后方可独立操作。

（4）报告者：做到字体工整、诊断准确。

4. 下班前 10min，清理室内卫生，登记工作量，关闭仪器，切断电源，向值班人员认真交接班。

5. 值班者做到

（1）交接班时双方同时在场，接班后仔细检查室内安全。

（2）负责值班期间的急诊心电工作。

（3）及时检查出诊仪器的使用情况，保证仪器处于良好状态。

（4）认真查对、登记当日心电图报告；发现危急值时，认真做好危急值上报；严格按照上报流程执行，防止不良事件的发生。

（5）确保心电信息化管理系统正常运行，使用个人账户，维护账户安全，及时计价，准确无误。

（6）值班呼叫器要随时携带，一经呼叫，立即回复电话并告知所在位置及到达时间。严禁擅离岗位。

（7）负责工作间、操作室、值班室的安全和卫生。

6. 电话

（1）心电图室电话仅供医疗使用，不得聊天，严格控制私人电话。

（2）接到急诊心电图电话，立即携带心电图仪器参加抢救。

（3）接到床边心电图电话，记下科室、姓名、床号，尽快安排检查时间。

第二节　心电图常见问题的临场识别与快速处置

一、干扰与伪差的识别与排除

心电图采集过程中常会受到电源线、电极接触不良，周围电磁场，肌肉震颤，呼吸和波幅饱和等因素的影响，造成基线紊乱等干扰，从而形成心电图波形伪差。伪差的存在极易影响心电图的正确诊断，进而影响临床诊治，严重者甚至危及患者生命。相关人员须快速判断采集的图形是波形不稳所致的干扰伪差还是复杂心电图波形。下文对临床常见的心电图伪差形成的原因及处理方法进行逐一阐述。

（一）肌肉收缩产生的“伪差”的识别与排除

1. 呼吸肌收缩产生的“伪差”　呼吸运动引起的干扰，多会导致心电图基线增宽、毛糙、飘移，甚至出现细颤波或伪 P 波，从而导致节律、ST 段及 T 波发生异常变化，易出现伪“ST 段抬高”“ST 段压低”“房性心律”“心房颤动”“心房扑动”等心电图改变。实则系采集波形时干扰伪差所致的心电图波形。

解决呼吸引起的肌电干扰时，应嘱患者放松，平稳呼吸，如“飘移”现象仍然存在，可嘱患者屏息憋气，同时立即进行心电图检测采集，以此改善呼吸运动产生的“伪差”现象（图 1-2，图 1-3）。

患者，男，56 岁，因原发性肝癌化疗前行常规心电图检查。图 1-2 可见患者呼吸影响心电图波形飘移明显，图 1-3 嘱患者吸气后憋气待心电波形平稳后再次采集。

2. 肢体肌肉收缩产生的“伪差”

（1）肢体肌肉的突然动作，导致心电图出现无法解释的异常宽大、无规则的波形。

（2）由于寒冷、紧张、肢体摆放位置欠佳等引起患者持续的四肢肌肉紧张，采集的心电图可见肢体导联及加压肢体导联（I、II、III、aVR、aVL、aVF）的基线异常，可出现基线增粗、毛糙，甚至细颤波。

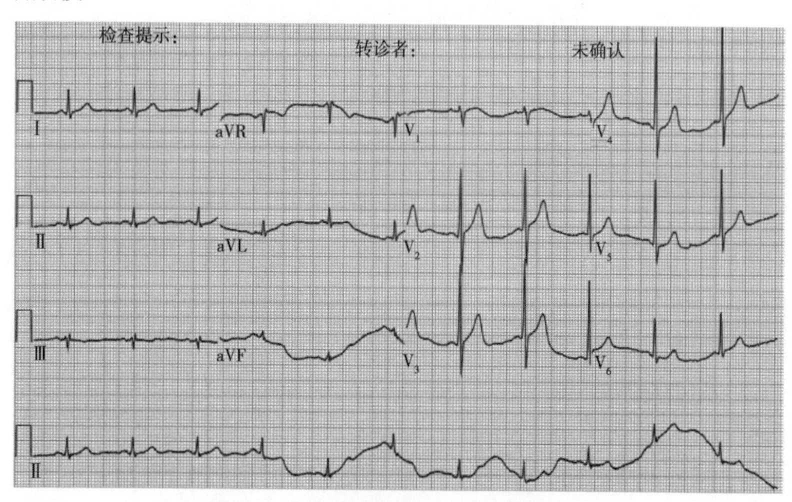

图 1-2　呼吸肌收缩产生的基线飘移

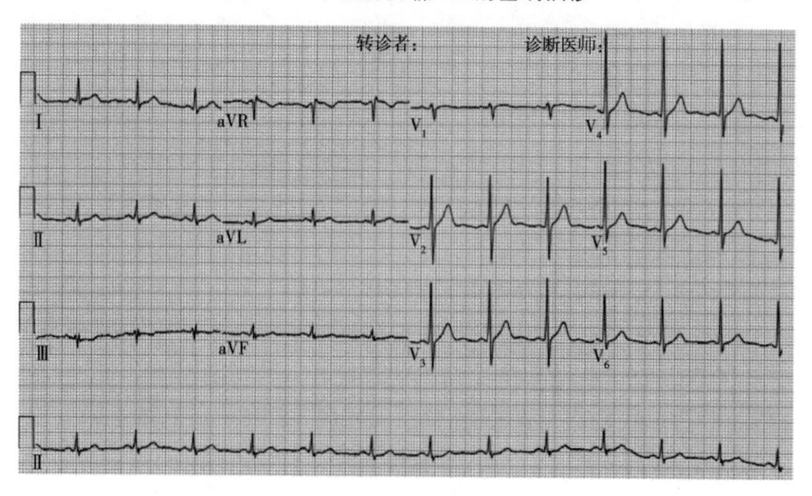

图 1-3　憋气后心电图

（3）患者因疾病如帕金森综合征等无法控制四肢抖动，心电图可能出现大的抖动波。

四肢肌肉的动作引发的心电图改变，可能会掩盖正常图形，影响P波、QRS波群及ST-T段的辨识，易引起心电图误诊，如出现伪宽大QRS波群，可与室性心律失常相混淆（图1-4，图1-5）。

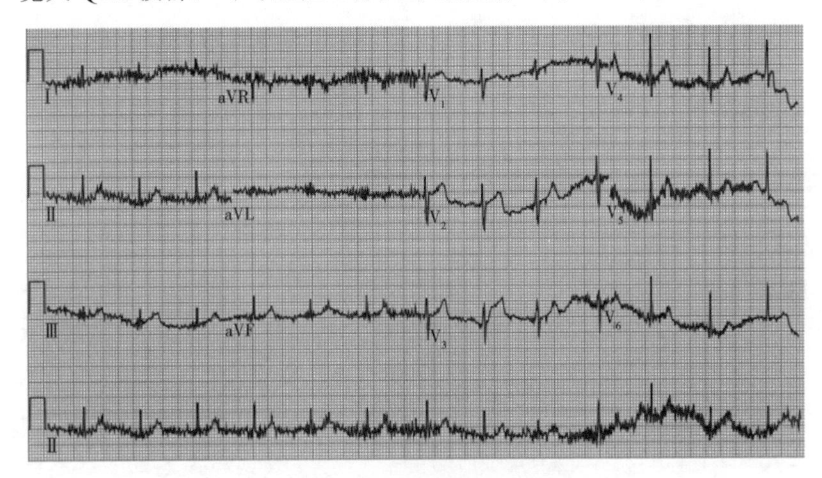

图1-4　帕金森病患者心电图

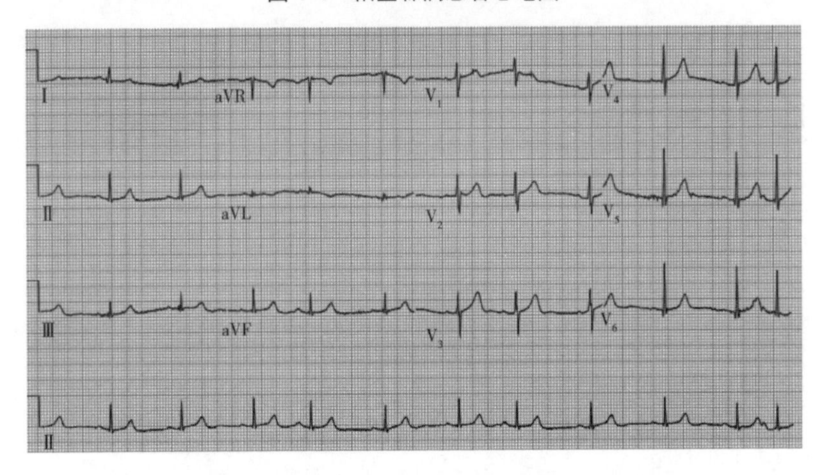

图1-5　帕金森病患者服用药物后心电图肌颤干扰得到改善

患者，男，48 岁，因帕金森病入院行常规心电图检查。图 1-4 可见患者由于肢体震颤心电图波形出现明显的震颤干扰，图 1-5 患者服药后心电图肌颤干扰得到明显改善。

解除肢体肌电干扰的方法主要是嘱患者肢体放松，排除环境影响、消除紧张情绪等不良因素。

做常规心电图检查前受检者应充分休息，取仰卧位，诊察床的宽度不应窄于 90cm，在采集心电图时嘱患者放松肢体。

检查室应设置挂帘，保护患者隐私，使患者检查时能够缓解紧张情绪，从而避免患者由于精神紧张引起肌肉僵硬，导致采集的心电图出现肌电干扰。

此外，应保证室内温度适宜，不低于 18℃。电极粘贴部位应尽量选择肌肉量少的部位。从而避免寒冷、位置等因素引起肢体紧张而发生肌电干扰。

在对帕金森综合征患者行心电图检查时应与其主管医师进行沟通，尽量在检查前服用相关制动的药物，如对心电图干扰仍较大，应在诊断中予以说明原因，检查结果仅供参考。

3. *膈肌收缩产生的“伪差”* 心电图中常见Ⅲ和（或）aVF 导联较深的 Q 波，与病理性 Q 波（下壁心肌梗死）难以鉴别，需予以排除。解决的方法是如发现Ⅲ和（或）aVF 导联出现疑似病理性 Q 波时，嘱受检者深吸气后屏气，同时采集心电图，观察Ⅲ和（或）aVF 导联。若此时 Q 波明显变浅或消失，则可考虑为膈肌运动引起，原因为心电向量指向左上方，Ⅲ和（或）aVF 导联产生 Q 波，如深吸气后屏气后，随着横膈抬高，心电向量指向左下方，Q 波明显变浅或消失。反之，若 Q 波仍较深而宽，则非位置性 Q 波，不能除外下壁心肌梗死（图 1-6，图 1-7）。

患者，男，55 岁，因“心前区闷痛”在门诊行心电图检查，平卧后可见Ⅲ和 aVF 导联较深的 Q 波，嘱患者深吸气后屏气，Ⅲ和 aVF 导联 Q 波明显变浅。

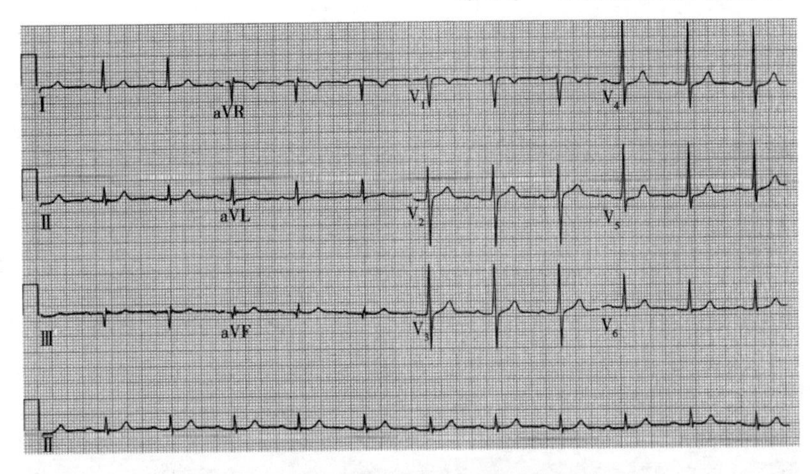

图 1-6　心电图出现Ⅲ和 aVF 导联较深的 Q 波

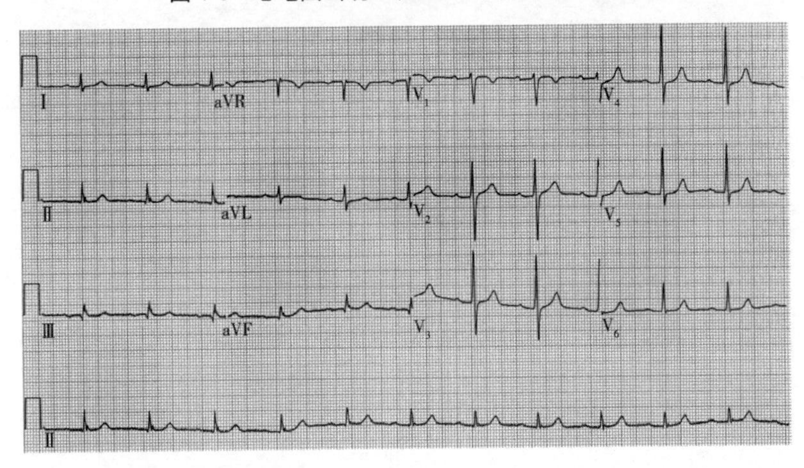

图 1-7　受检者在深吸气后屏气，Ⅲ和 aVF 导联 Q 波明显变浅

（二）交流电干扰产生的“伪差”的识别与排除

交流电干扰是产生“伪差”的重要原因，心电图常表现为基线上存在有规律的波纹，幅度通常为 50～100Hz，常随干扰源的变化而变化。目前使用的心电图机多数安装有“右下肢反驱动”电路，可有效减低交流电干扰。但在普通病房或监护室，床旁心电图机往往未接专用地线，周边大功率医疗设备会产生交流电影响（图 1-8～图

1-11）。

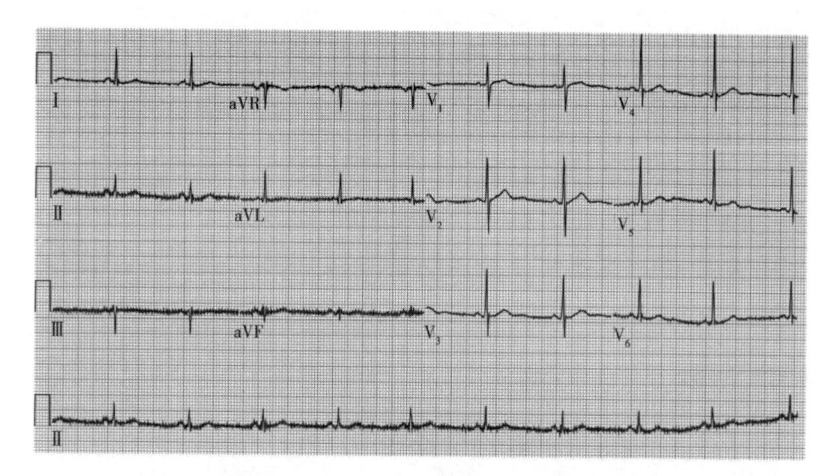

图 1-8　电动床开启时引起的交流电干扰

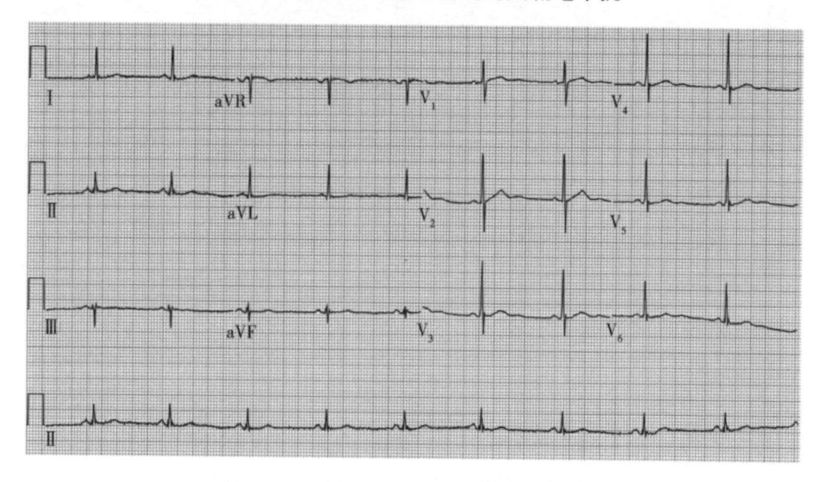

图 1-9　电动床关闭后交流电干扰消失

患者，女，35 岁，常规体检行心电图检查，电动床电源开启时可见心电图上基线出现明显的增粗，毛刺；电动床电源关闭后交流电干扰消失

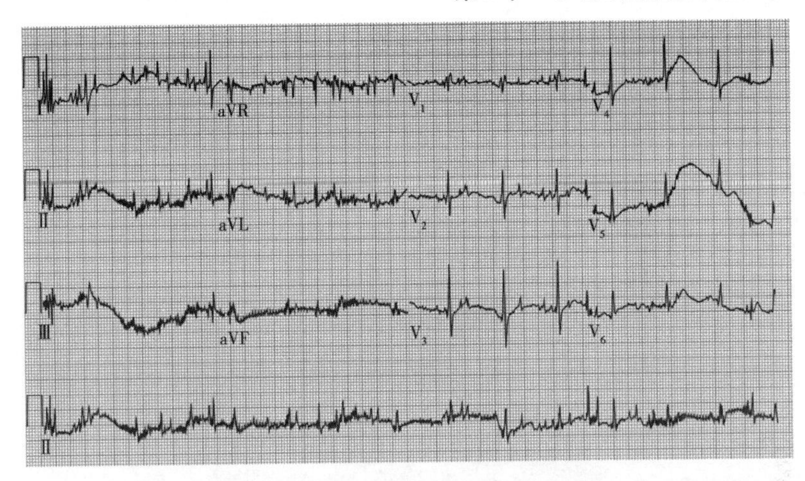

图 1-10　床边呼吸机引起的交流电干扰

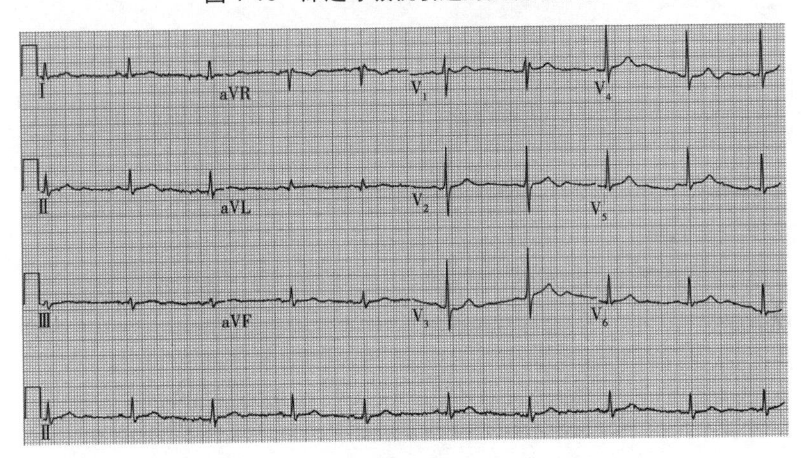

图 1-11　关闭呼吸机设备交流电干扰消失

患者，男，84 岁，因“慢阻肺，Ⅱ型呼吸衰竭”给予呼吸机辅助通气。行床旁心电图检查时可见心电图出现明显交流电干扰，关闭呼吸机设备后交流电干扰消失

解决交流电干扰产生的“伪差”时，应使心电图机的电源尽量远离病床，不能将电源线与导联线平行、交叉甚至重叠。如心电图机周边存在大功率设备，在条件允许下可在做心电图检查时短暂关闭。接好专用地线，并保证其接触良好。

（三）导联线或电极接触不良产生的伪差

导联线或电极接触不良，心电图常表现为相应的导联无波形或导联虚接产生的伪改变图形，从而影响心电图的正确诊断（1-12～图 1-17）。

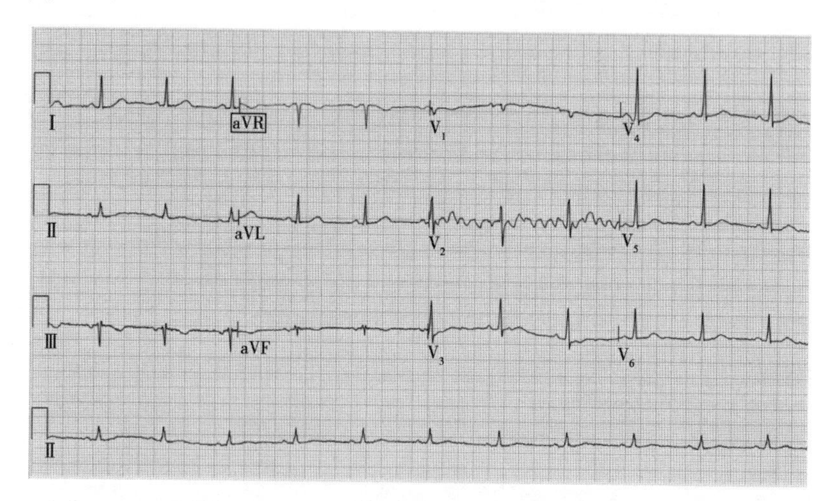

图 1-12　V_2 导联接触不良

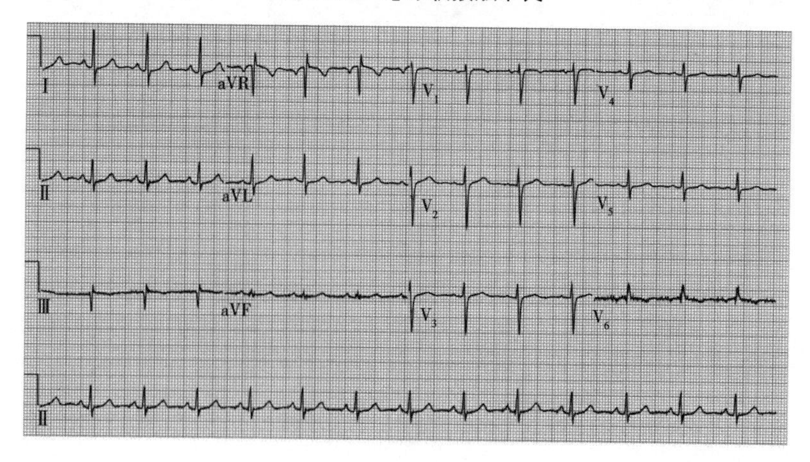

图 1-13　V_6 导联接触不良

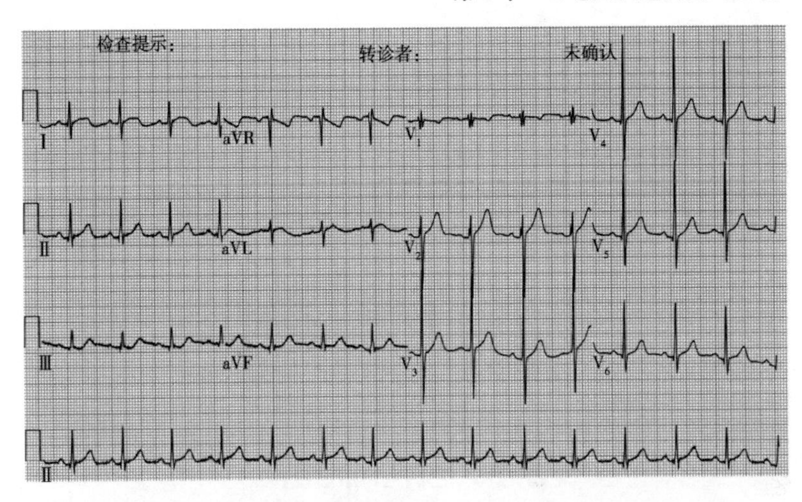

图 1-14　肢体导联接触不良产生 I，aVL 导联伪 ST 段抬高改变

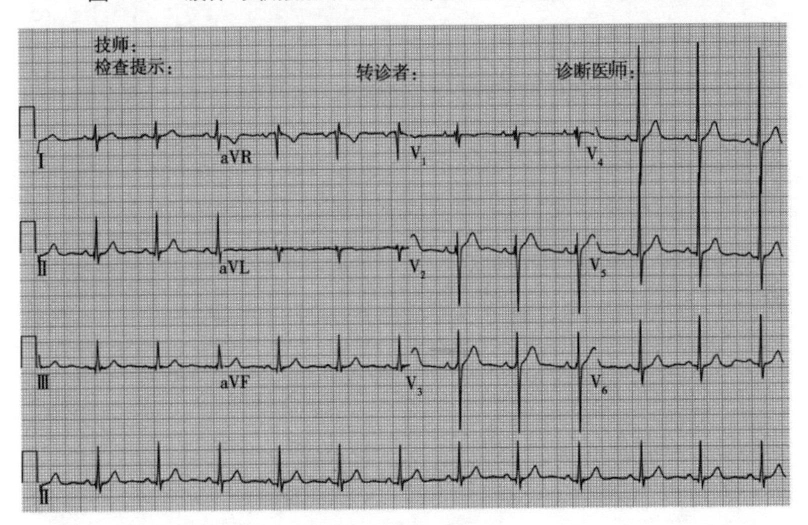

图 1-15　肢体导联接触良好后，I，aVL 导联伪 ST 段抬高改变消失

患者，男，因“右肺腺癌”入院，化疗前行心电图检查，心电图可见 I、aVL 导联伪 ST 段抬高改变，考虑系肢体导联接触不良所致，重新安放肢体导联，I、aVL 导联伪 ST 段抬高改变消失

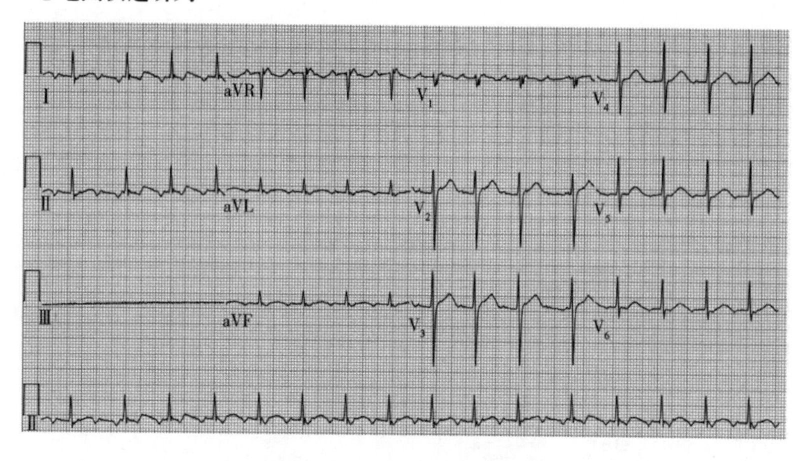

图 1-16 左侧上、下肢反接

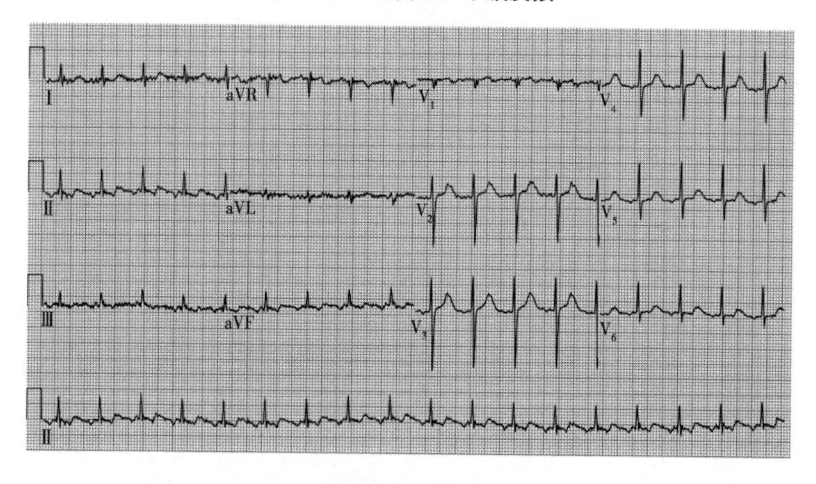

图 1-17 正常连接后

患者，男，93 岁，因“帕金森病，糖尿病，肺部感染”入住神经内科病房，行床旁心电图时因左侧上下肢反接，心电图可见Ⅰ、Ⅱ导联图形相似，Ⅲ导联无 QRS 波群。正常连接后Ⅲ导联出现 QRS 波群

（四）其他因素的影响

对于女性乳房下垂者应托起乳房，将 V_3、V_4、V_5 电极安放在乳房下缘胸壁上，而不应该安置在乳房上，从而避免低电压伪差的产生（图 1-18，图 1-19）。

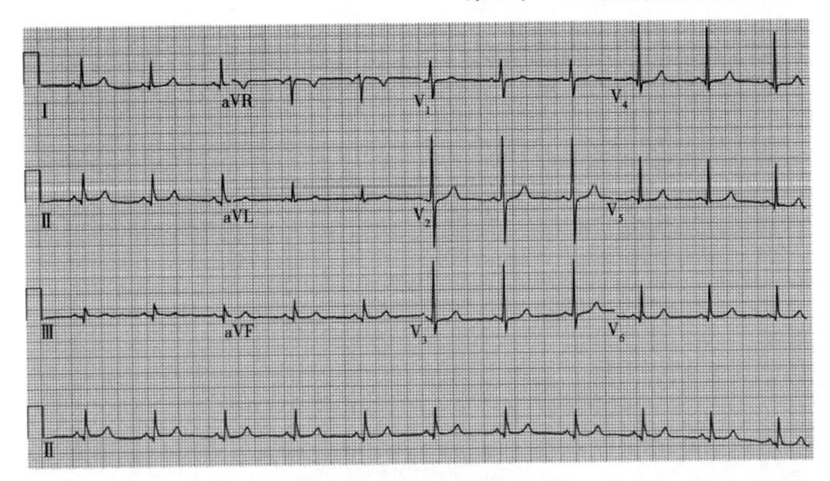

图 1-18　电极安放在乳房上

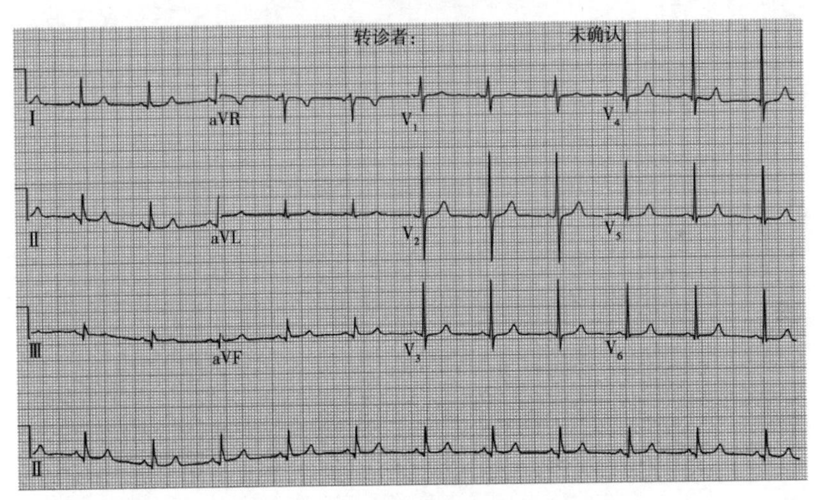

图 1-19　电极安放乳房下缘胸壁上

对于胸壁导联突然出现的无法解释的类 T 波或 U 波，在确认胸壁导联无松动脱落时，不能排除电极位置恰好处于心尖冲动最强处，电极的极化电位发生变化而引起的伪差，适当偏移电极位置即可排除。

二、图形重叠或分离的快速处理

心电图纸为坐标纸，每个小方格的长、宽各为 1mm。心电图纸横向坐标的距离代表时间，记录常规心电图时，心电图的走纸速度为 25mm/s，故每一小格代表 0.04s。心电图纸纵向坐标的距离代表电压的振幅，标准电压 1mV 等于 10mm，每小格电压等于 0.1mV。心电图走纸速度常用 25mm/s、50mm/s 两种；电压常用 1/2、1、2 三种。

在心电图描记过程中，由于个别或部分导联出现电压增高等情况，表现为心电图波形叠加，导致无法观察到 QRS 波群振幅的起止点情况，从而影响心电图的正确判读。常见胸前导联 V_4～V_6 导联 R 波振幅增高出现波形叠加，V_1～V_3 导联 S 波振幅增高出现波形叠加。解决此类波形叠加的方式为减半电压，如若减半电压后仍存在波形叠加现象，可采用 1/4 电压，直至波形叠加现象完全排除（图 1-20，图 1-21）。

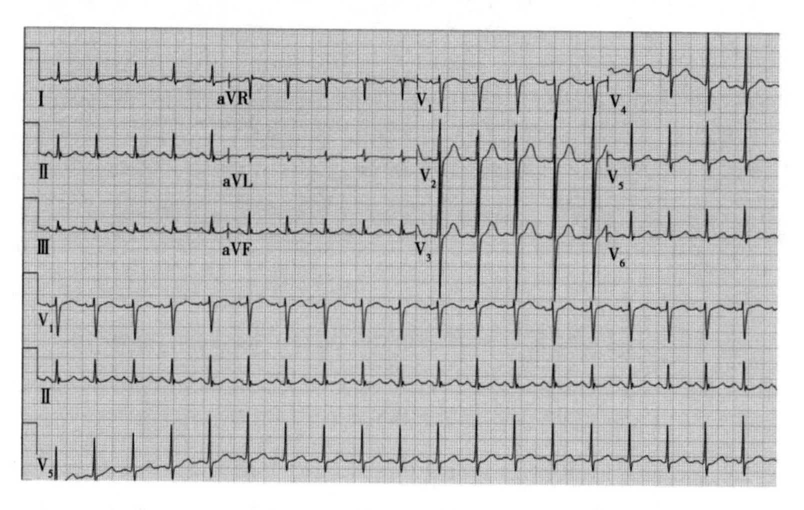

图 1-20　V_2 导联 S 波与 V_3 导联 R 波叠加影响心电诊断

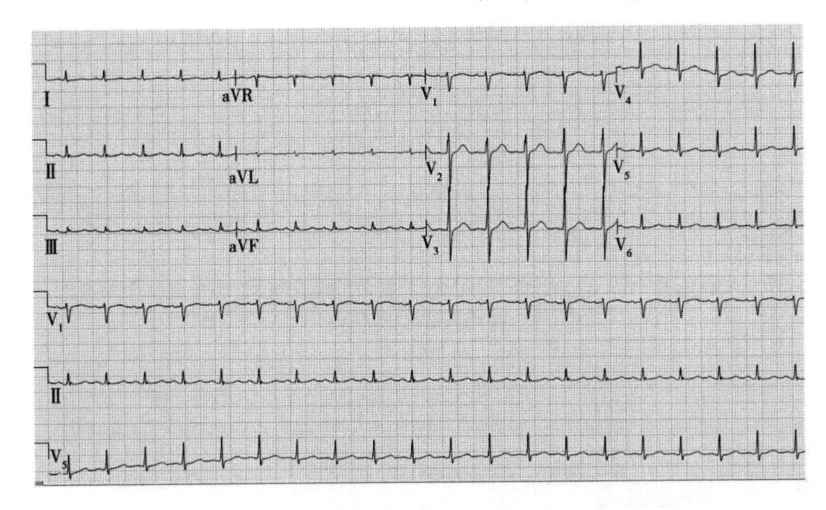

图 1-21　导联减半电压后叠加现象消失

此外，对于 QRS 振幅较低的心电图波形，由于图形小而无法判读，可适当增大电压。常见的为肢体导联低电压的患者波形较小，可将电压增至 2 倍，从而使心电波形放大。个别心电图由于频率增快，出现 P 波与前一 QRS 波群的 T 波相叠加的现象，可减慢走纸速度，如将正常走纸速度 25mm/s 减慢为 50mm/s，通过对 T 波图形的仔细辨别，可以分辨出是否存在 P 波叠加现象。

三、特殊情况的处理

在常规心电图检查中还存在一些特殊的心电场景，应仔细辨别。如患者安装脑起搏器，由于其发放脉冲信号，对心电图造成干扰。因此若需排除其他原因影响的可能，对患者的详细问诊亦必不可少。此外，对于急诊抢救的患者，因抢救时可能存在患者不适、肢体配合程度较差、医护人员的急救措施等人为因素，心电图大多存在较多干扰。遇到严重心律失常等心电图时应在认真判读，排除干扰情况下，对心电图进行正确识别。

第 2 章　心电图快速识别技巧的训练

第一节　心电图快速测量与归类

一、快速测量方法

心电图测量主要包括心电图各波、段、间期测量与分析，电轴的测量与分析，心率的测量与分析等。以下着重介绍各种快速测量方法。

（一）心电图各波、段、间期定义

一份典型的心电图由重复出现的各波段组成（图 2-1）。各波段间期的宽度以 s 或 ms 表示，各波段幅度以 mV（有时用 mm）表示。

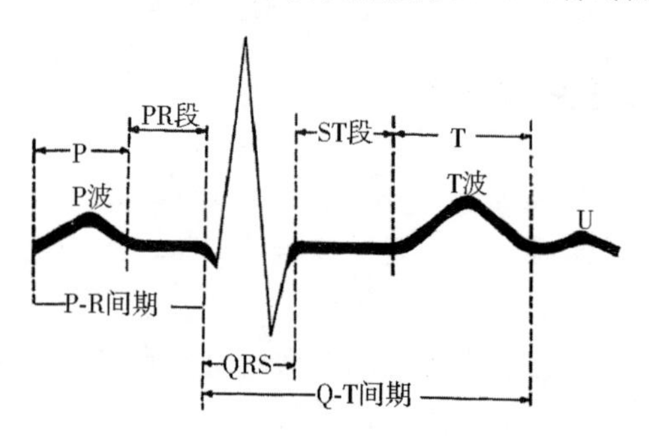

图 2-1　心电图各波、段和间期

心电图的波、段和间期主要包括P波、Tp（或Ta）波、P-R间期、PR段、QRS波群、J点、ST段、T波、Q-T间期和U波。

1. P波　P波代表左右心房、房间隔除极产生的电位变化。右心房除极在先，产生P波的前半部分；左心房除极在后，产生P波的后半部分。不同导联P波方向不同。P波在基线以上，称为正向P波；P波在基线以下，称为负向P波。

2. Tp（或Ta）波　Tp波代表心房复极电活动。位于PR段或QRS波群之中，一般Tp波不易观察到。房室传导阻滞或心房肌梗死时，可以观察到Tp波。

3. P-R间期　P-R间期为自P波起点至QRS波群起点的时限。它代表心房开始除极至心室开始除极的时限。

4. PR段　从P波终点至QRS起点的一段时间，是激动通过结间束、房室结、希氏束至心室的时间。

5. QRS波群　QRS波群代表左、右心室和室间隔除极产生的电位变化。典型的心室除极波由3个紧密相连的波群组成。第一个负向波命名为Q波。Q波之后的正向波命名为R波，R波之后的负向波命名为S波，有时S波之后又出现一个正向波，命名为R'波。振幅＞0.5mV，分别用大写英文字母Q、R、S代表，振幅＜0.5mV，分别用小写字母q、r、s代表。

6. J点与J波　J点是指QRS波群终点与ST段起始的连接点，代表心室除极结束和心室复极开始的交界点。当J点形成一定的振幅、持续一定的时间，并呈圆顶状或驼峰形态时，称为J波或Osborn波。

7. ST段　ST段是心室除极结束至心室复极开始的一段时间，ST段可呈水平、上斜、下斜等多种形态，并逐渐过渡为T波。ST段发生位移具有重要的临床意义。

8. T波　T波代表心室复极过程中产生的电位变化。T波双支不对称，上升支缓慢，下降支稍陡。T波方向大部分与QRS波群主波方向一致，即以R波为主的导联T波正向，以S波为主的导联T波负向（V_1、V_2例外）。T 波形态可以为正向、负向、正负双向、负正双向，其定义同 P 波。

9. Q-T 间期　Q-T 间期是自 QRS 波群起始点至 T 波终点的时限，代表心室肌除极和复极所需的总时间。

10. U 波　U 波是位于 T 波之后、下一个 P 波之前的小波。正常 U 波极性常与 T 波相同，通常 V_2～V_4导联的 U 波较显著，心率较快时，不易观察到 U 波。

（二）间期的测量

1. P 波时限　自 P 波最早开始的导联测量至 P 波最晚结束的导联。

2. P-R 间期　自 P 波最早开始的导联测量至 R 波最早开始的导联。

3. QRS 时限　自 QRS 最早开始的导联测量至 QRS 最晚结束的导联（图 2-2）。

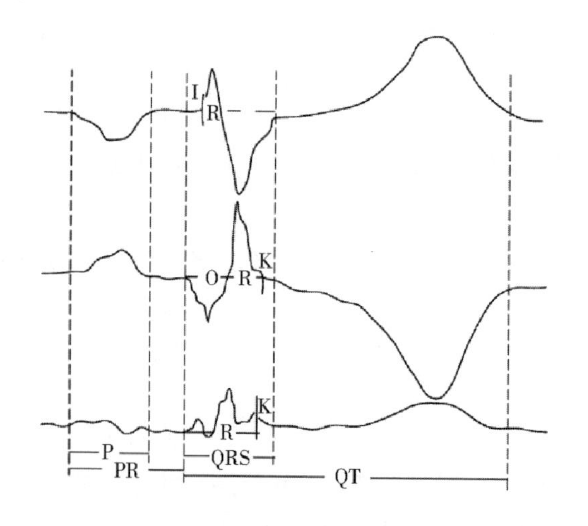

图 2-2　多导同步心电 P、PR、QRS、QT 时限及特定导联 Q、R、S 时限的测量方法

I 和 K 分别表示特定导联 QRS 波群前及后的等位线。测量特定导联的 Q、R、S 波时限应排除等电位段时间

4. R 波峰值时限　R 波峰值时限又称室壁激动时间，R 波峰值时限正确的测量方法应该是从 12 导联心电图中最早出现的 QRS 波群起点测量到特定导联的 R 波顶峰垂直线的距离。用单通道心电图机测量时，则直接从 QRS 波群的起点到 R 波峰值进行测量。如果存在 R′波，则测量到 R′波峰值。如果 R 波有切迹，则应测量到切迹的第二个峰值。临床上通常测量 V_1、V_2 和 V_5、V_6 导联的 R 波峰值时限（图 2-3）。

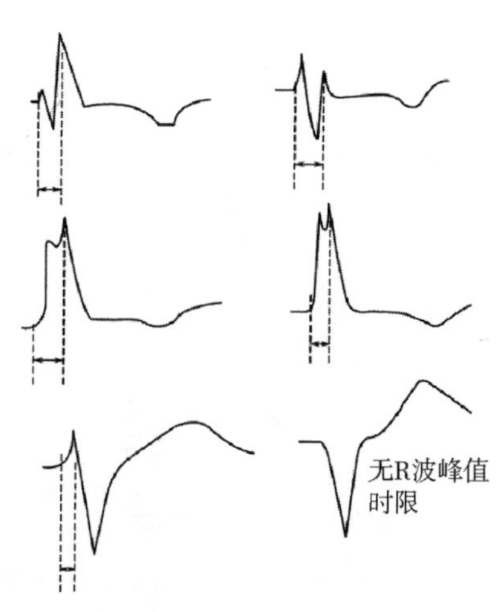

图 2-3　各种波形的 R 波峰值时限测量方法

各导联的 R 波峰值时限测量应从 12 导联中最早的 QRS 波群起点开始，推荐采用 12 导联同步心电图记录测量

5. Q-T 间期　自 QRS 最早开始的导联测量至 T 波最晚结束的导联。若是单导联心电图，最好在 V_2、V_3 导联中测量 Q-T 间期，其结果最接近于 12 导联同步心电图。

（三）振幅的测量

1. P 波振幅测量　以 P 波起始点的水平线为标准。测量正向 P 波，从基线上缘垂直测量至 P 波顶峰，为正向 P 波振幅；从基线下缘垂直测量到 P 波底部，为负向 P 波振幅。

2. Ptf_{V1} 测量　Ptf_{V1} 代表 V_1 导联终末电势，是 V_1 导联负向 P 波

的深度（mm）和宽度（s）的乘积。水平线下缘至 P 波负向波成分底端之间的垂线距离，是 Ptf_{V1} 的深度（图 2-4A）。测量负向 P 波，应在乘积前加上负号，Ptf_{V1} 单位为 mm/s。如果 P 波终点偏离参考水平线，则测量方法保持不变，如图 2-4B 和图 2-4C 所示。

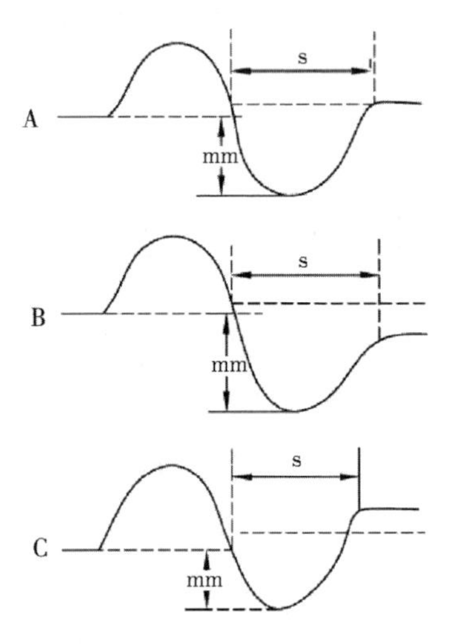

图 2-4　Ptf_{V1} 的测量方法

A 为 P 波起始部与 PR 段在同一水平时的测量法；B、C 分别为 PR 段下移与上移时的测量法

3. QRS 波群、ST 段、T 波、U 波振幅测量　统一采用 QRS 波群起始点作为参考水平。

（1）QRS 波群振幅测量：测量正向波（R、R′等）从 QRS 波起始部上缘垂直测量到 R、R′等波顶峰；测量负向波（Q、S 等）自 QRS 波起始部下缘垂直测量到 Q、S 波的底端。

（2）ST 段测量：ST 段测量在 J 点后 60ms 或 80ms 与 QRS 起始部的垂直距离。可用 ST60、ST80 表示，并说明 ST 段移位的程度和形态。

（3）T 波振幅测量：以 QRS 波群起始点做平行线作为参考水平，测量方法同 P 波。正向 T 波自参考水平上缘垂直测量至波顶点，负向 T 波自参考水平下缘垂直测量至波底端。

（4）U波振幅测量：同T波。

（四）心率测量

1. 计算机自动测量　目前的心电图仪器均有实时显示心率的功能，可将心率各种基本参数和心电图一同打印在心电图报告上，在无噪声或外部干扰的影响下，能快速、准确地计算出心率等各种心电参数，并打印心电图报告。

2. 心电图人工测量　应用分规测量P-P间期求出心房率，测量R-R间期求出心室率。无房室传导阻滞者，测量R-R周期即可求出心房率及心室率。快速计算方法如下：

（1）测量P-P间期或R-R间期（s），用以除60，所得数值即为心率。

例如：R-R间期为0.75s，则：心率=60/0.75=80次/分。

（2）测量P-P间期或R-R间期之间的小格数，用以除1600，所得数值即为心率。

例如：R-R间期小格数为20个，则：心率=1600/20=80次/分。

心律失常时，测量若干个P-P间期或R-R间期，求其平均值。

（3）估算法

①根据心电图纸的格子估算：心电图机的标准走纸速度为25mm/s，每一中格的时间为200ms，2个中格400ms，目测P-P间期或R-R间期约占几个中格，若其间距为一个中格，则心房或心室率为300次/分（60/0.20s=300次/分），若为2个中格，心率为150次/分。若为3、4、5个中格，其心率分别为100次/分、75次/分、60次/分。

②连续数秒内心房波与QRS波数目：测量10s以内心房波或QRS数目（作为起点的第一个波不计算在内）×6=心率（次/分）。

（五）电轴测量

世界卫生组织推荐标准：−30°～90°，电轴左偏；90°～180°，电轴右偏；−90°～＋180°，电轴不确定（图2-5）。

1. 面积法判断　数字化12导联同步心电图机运用先进的心电分析测量技术，快速精确地测量出P、R、T电轴，并与12导联心电图同时打印在心电图报告上。

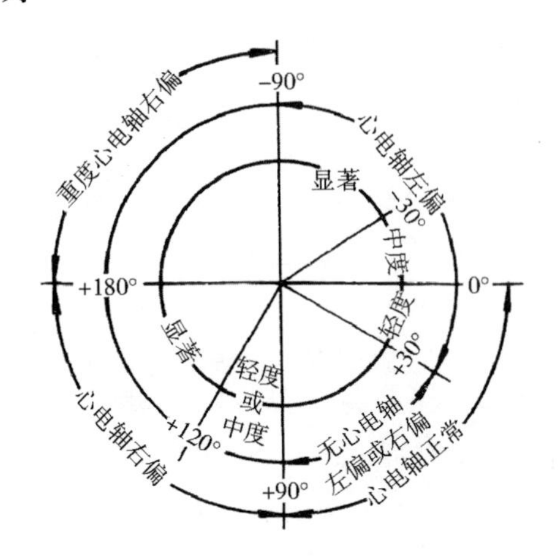

图 2-5　QRS 电轴分类

2. 振幅法判断　在同一个平面上，可以任意用 2 个导联来测量心电轴。但临床上常用 I 与III导联，III与 aVF 导联测量心电轴。

（1）用 I 与III导联测量心电轴方法如下：①I 导联呈 rS 型，QRS 振幅代数和为 1−5=−4。②III导联呈 qRS 型，代数和是 9−1−2=6。在公轴系统坐标图中找出 I 导联−4 与III导联 6 的交点 E，连接中心点 O 与 E，OE 所指方向就是所要找的心电轴（图 2-6）。

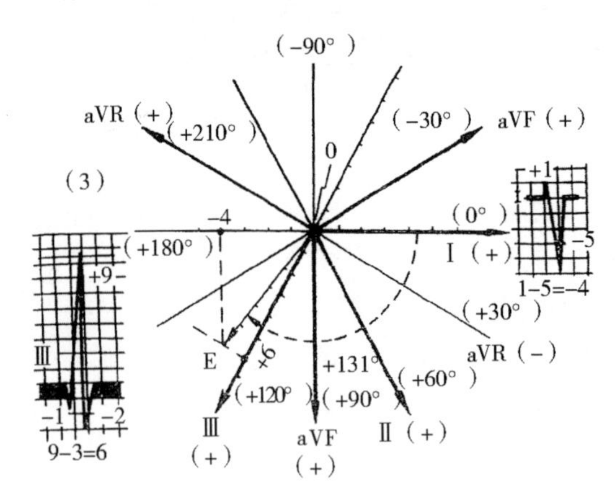

图 2-6　用 I 与 III 导联振幅测量心电轴

（2）用 Ⅰ 与 aVF 导联测量心电轴，方法同上。

3. 目测法

（1）简易判定法：根据 Ⅰ、Ⅲ导联的 QRS 波群主波方向，估计心电轴大致方位。记忆歌诀：肩并肩轴不偏，尖对尖向右偏，口对口向左走。如果 Ⅰ、Ⅲ导联 QRS 波群方向同朝上，则心电轴不偏；Ⅰ 导联的 QRS 波群方向同朝下，Ⅲ导联的 QRS 波群方向同朝上，则心电轴右偏；Ⅰ 导联的 QRS 波群方向同朝上，Ⅲ导联的 QRS 波群方向同朝下，则心电轴左偏。

（2）熟记六轴系统中每个导联所指的方位，哪个导联 R 波或 S 波振幅最大，心电轴大致平行于哪个导联（图 2-7）。

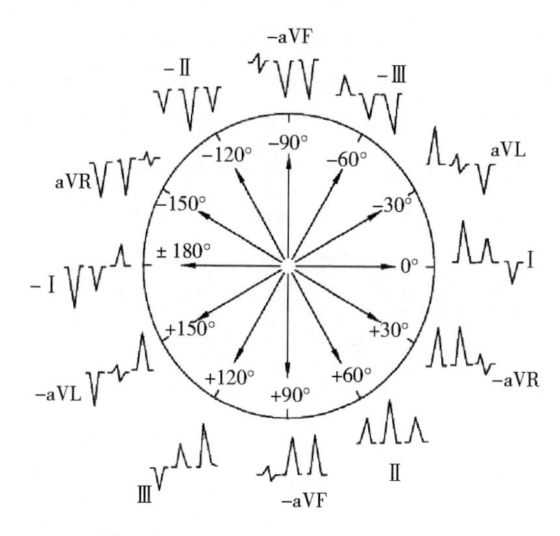

图 2-7　目测心电轴

①Ⅰ 导联 R 振幅最大，电轴指向 0°，Ⅰ 导联 S 波最大，电轴接近 180°。

②aVR 导联 S 波最深，电轴接近 30°，aVR 导联 R 波最大，电轴接近 210°。

③Ⅱ 导联 R 波最大，电轴接近 60°，Ⅱ 导联 S 波最大，电轴接近 240°。

④aVF 导联 R 波最大，电轴接近 90°，aVF 导联 S 波最大，电轴接近-90°。

⑤Ⅲ导联 R 波最大，电轴接近 120°，Ⅲ导联 S 波最大，电轴接近-60°。

⑥aVL 导联 R 波最大，电轴接近 30°，aVL 导联 S 波最大，电轴接近-150°。

二、基本分类方法

在临床心电图诊断工作中常将心电图分为以下四大类型：①正常心电图；②正常范围心电图；③可疑心电图；④异常（不正常）心电图。心电图正常并不代表心脏是正常的，不少器质性心脏病的心电图就是正常的。心电图异常也不一定证明有器质性心脏病。每一种心电图的分类诊断必须密切结合临床才能得出正确结论。

（一）正常心电图

正常心电图见图 2-8。各波、段、间期等的正常值如下。

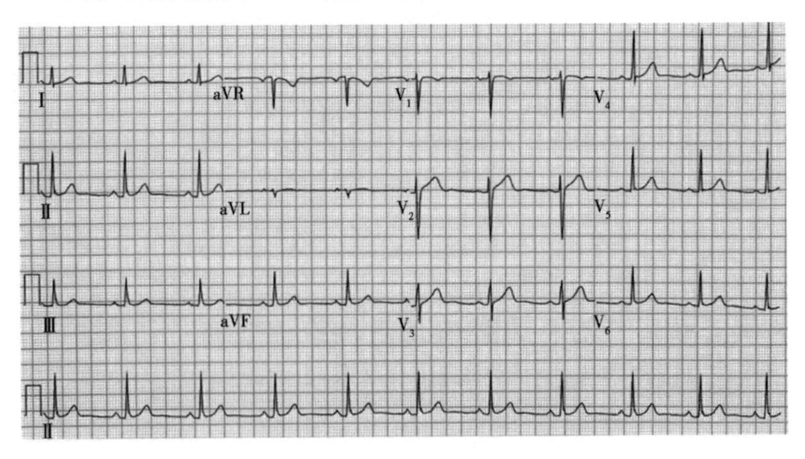

图 2-8　正常心电图

1. 窦性 P 波

（1）P 波形态：窦性 P 波形态在不同导联可有不同，可以直立、低平、切迹、正负双向或倒置等。P 环在各导联轴上投影的角度不同，产生不同形态的 P 波。一般 Ⅰ、Ⅱ、aVF、V_4～V_6 导联 P 波直立，aVR 导联 P 波倒置。Ⅲ、V_1、V_2 导联 P 波可以直立、低平、双向或倒置。

（2）P 波时限：P 波时限 0.05～0.10s。

（3）P 波振幅：肢体导联 P 波振幅在 0.05～0.25mV，胸导联 P 波振幅在 0.05～0.20mV。V_1 导联 P 波终末电势（Ptfv1）正常值＜-0.02～-0.03mm·s，如果≤-0.04mm·s，提示左心室受累引起左心房负荷增重，见于冠心病、风湿性心脏病等。

（4）P 波频率：常在 60～100 次/分，青少年常伴有窦性心律不齐。

2. Ta 波　Ta 波代表心房复极波，振幅较小，常重合在 PR 段、QRS 波群之中。Ta 波引起 PR 段移位时，不能以 PR 段作为基线的参比点，否则测量出 ST 段移位的数值会出现偏差。

3. P-R 间期　P-R 间期为 0.12～0.20s。P-R 间期的长短还受年龄、心率与迷走神经张力的影响。正常 P-R 间期最高值见表 2-1。

P-R 间期＜0.11s，见于短 P-R 间期、预激综合征等频发性干扰房室脱节或交界性心律等。P-R 间期＞0.21s，见于一度房室传导阻滞、房室结慢径路前向传导或干扰性 P-R 间期延长等。

表 2-1　正常 P-R 间期的最高限度（s）

年龄（岁）	心率（次/分）				
	70 以下	71～90	91～110	111～130	130 以上
成年人	0.20	0.19	0.18	0.17	0.16
14～17	0.19	0.18	0.17	0.16	0.15
7～13	0.18	0.17	0.16	0.15	0.14
1.5～6	0.17	0.165	0.155	0.145	0.135
0～1.5	0.16	0.15	0.145	0.135	0.125

4. QRS 波群

（1）QRS 时限：QRS 时限在 0.05～0.10s，超过 0.11s 见于心室肥厚、束支传导阻滞、预激综合征、差异传导、高钾血症、急性损伤阻滞及药物毒性反应等。

（2）QRS 形态：Ⅰ、Ⅱ、aVF 导联主波向上，可呈 qR、qRs、Rs 及 R 型。Ⅲ、aVL 导联形态变化较大。aVR 导联主波向下，呈 QS、Qr、rS 及 rSr 型。

胸导联 V_1、V_2 多呈 rS 型，V_3 呈 RS 型，V_4～V_6 多呈 qRs、Rs 及 qR 型。V_1～V_4 导联 r 波逐渐增高转为 R 波，V_4～V_6 导联 R 波又依次减低。通常是 V_2 的 S 波最深，V_2～V_6 导联 S 波逐渐减少或消失。V_4～V_6 导联 q 波逐渐增深，时间＜0.04s。

（3）QRS 振幅：肢体导联的 R＋S 振幅＜0.5mV 者，称为 QRS 低电压。胸壁导联最大的 R＋S 电压＜1.0mV，也称为低电压。有时肢体导联和胸壁导联同时出现 QRS 低电压。低电压的发生率随着年龄增长而增高。低电压偶见于正常人，与 QRS 电轴垂直于额面有关。

以 R 波为主的导联，Q 波＜30ms，深度小于 R 波的 1/4。在不应该出现 q 波的导联上出现了 q 波，或原有的 q 波增宽增深同时出现 ST-T 衍变规律，往往是心肌梗死。

R 波在各导联中的最高值：$R_{Ⅰ}$＜1.5mV；$R_{Ⅱ}$＜2.5mV；$R_{Ⅲ}$＜1.5mV；R_{aVR}＜0.5mV，R_{aVL}＜1.2mV，R_{aVF}＜2.0mV，R_{V1}＜1.0mV，R_{V3}＋S_{V3}＜6.0mV，R_{V5}＜2.5mV，R_{V6}＜2.5mV。R_{V1}＋S_{V5} 综合电压＜1.2mV，R_{V5}＋S_{V1}＜4.0mV（女性＜3.5mV）。

（4）室壁激动时间（VAT）：V_1 导联 VAT＜0.03s；V_5 导联 VAT＜0.05s（女性＜0.045s）。

5. QRS 电轴　见表 2-2。

表 2-2　小儿 P、QRS、T 的平均电轴（°）

年　龄	P			QRS			T		
	平均值	最小值	最大值	平均值	最小值	最大值	平均值	最小值	最大值
0～24h	60	-30	90	137	75	190	77	-10	180
1d 至 1 周	58	0	90	116	-5	190	37	-10	130
1 周至 6 个月	56	30	90	72	35	135	44	0	90
0.5～1 岁	55	30	75	64	30	135	39	-30	90

续表

年　龄	P			QRS			T		
	平均值	最小值	最大值	平均值	最小值	最大值	平均值	最小值	最大值
2～5岁	50	-30	75	63	0	110	35	-10	90
6～12岁	47	-30	75	66	-15	120	38	-20	70
13～16岁	54	0	90	66	-15	110	41	30	90
成年人	58	0	90	60	-30	90	45	-10	90

6. J点　QRS波群终点与ST段起点的结合点，称为J点。一般J点位于基线上。J点可随ST段的偏移而发生上下移位。早期复极综合征时可见明显J波。

7. ST段　正常情况下ST段位于基线上。肢体导联ST段抬高＜0.1mV，胸壁导联V_1～V_4抬高＜0.25mV仍属正常，ST段移位的程度还与QRS振幅有关，S波越深，ST段抬高越明显。ST段下降不应超过0.1mV。

ST段多在0.05～0.15s。

ST段呈水平型、下斜型及低垂型压低具有临床意义。

8. T波　T波可以呈现多种形态，以R波为主的导联T波总是直立，T波与同导联R波的比例不应小于1/10。在胸前导联V_2、V_3、V_5、V_6的T波直立，V_1、V_2的T波直立时，V_3、V_4的T波不应出现低平、切迹或倒置。V_4是反映T波改变最敏感的导联。V_1、V_2的T波振幅大于V_5、V_6的T波，在40岁以上可见于左心室负荷增加及冠心病等，在青少年属于自主神经功能紊乱或正常变异。

T波时限一般在0.05～0.25s。

9. Q-T间期　正常Q-T间期为（0.36±0.04）s。心率减慢，Q-T间期明显延长；心率加快，Q-T间期又明显缩短。

10. U波　U波在胸前导联较肢体导联明显，特别是以V_3、V_2导联最典型。正常U波＜0.1mV，不应高于T波。U波时限为0.16～0.25s，平均0.20s。U波方向与同导联T波一致。U波增大及倒置，其临床意义往往比T波改变更重要。

（二）正常范围心电图

以下心电图改变属于正常范围。

1. 单纯顺钟向转位　心电轴正常，右胸导联波形向左延伸，V_5、V_6导联R波降低，S波增深。

2. 单纯逆钟向转位　心电轴正常，左胸导联波形向右延伸，V_1、V_2导联R波增高，S波变浅（图2-9）。

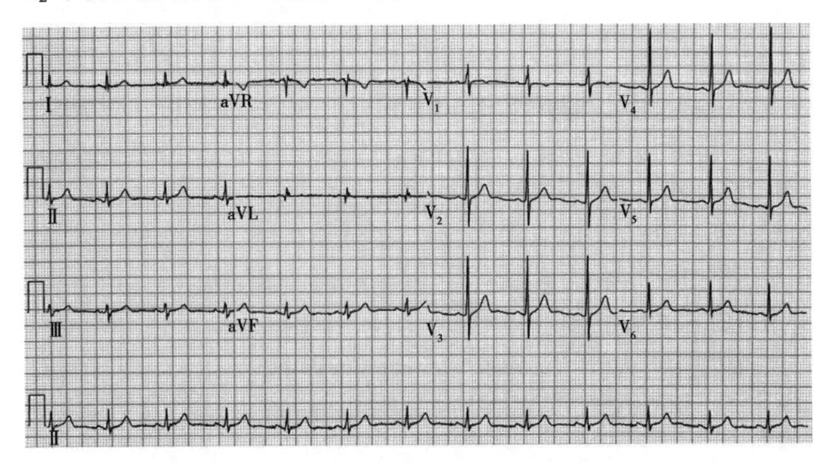

图2-9　逆钟向转位

3. 窦性心动过速　窦性心率≥101次/分，引起窦性心动过速的原因去除后，心率降至正常。

4. 窦性心动过缓　心率多为40～59次/分。

5. 窦房结内游走性心律　起搏点游走于窦房结头、体、尾部之间。心电图上P波发生由高到低的周期性变化。P-R间期发生长短的变化，但不短于0.12s。

6. 早期复极化　有明显J波，ST段自J点处抬高，T波直立。早期复极综合征常合并心室颤动或猝死，应注意临床诊断与鉴别。

7. 迷走神经张力增高　窦性心动过缓，ST段轻度上斜型抬高≤0.03mV，T波增高（V_2～V_5导联）。

8. 单纯左或右心室高电压　除心电图有电压增高以外，各项检查结果均正常，右心室高电压常见于婴幼儿，左心室高电压常见于胸壁菲薄的儿童与青年人。

9. 非呼吸性窦性心律不齐　与呼吸周期无关的窦性心律不齐。

10. 短 P-R 间期　指 P-R 间期在 105～119ms，无阵发性心动过速发作病史，无预激波。

11. 局限性右束支阻滞　V_1 呈 rSr′型，Ⅰ、V_5 导联无 S 波或 S 波在正常范围内，QRS 时限不超过 100ms。

（三）异常心电图

1. 各波、段、间期异常

（1）P 波异常：①P 波振幅增大；②P 波时限≥0.11s；③P′波倒置；④P′波低平。

（2）P-R 间期异常：①P-R 间期缩短；②P-R 间期延长。

（3）QRS 异常：①异常 Q 波、q 波及 QS 波（图 2-10）；②左、右心室高电压；③QRS 低电压；④S 波增深；⑤QRS 时限延长＞110ms。

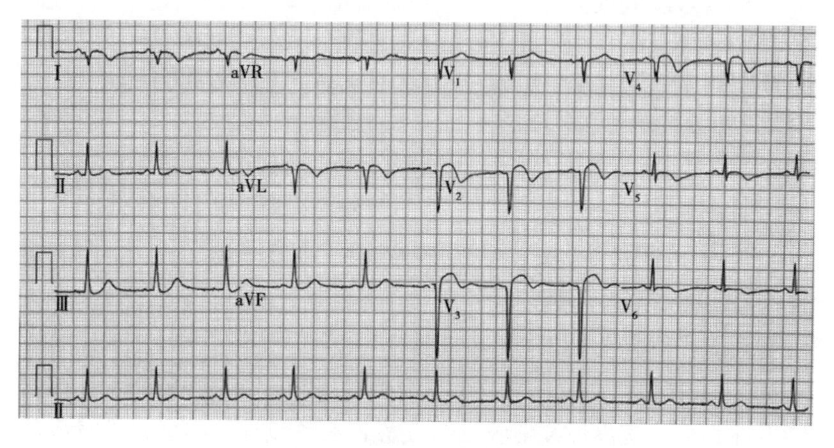

图 2-10　心电图出现异常 Q 波

（4）ST 段异常：①ST 段抬高；②ST 段压低；③ST 段缩短或消失；④ST 段延长。

（5）T 波异常：包括以 R 波为主的导联 T 波低平、切迹、双向或倒置，胸导联 V_3、V_4 的 T 波低于 V_1、V_2 及 V_5、V_6 的 T 波（图 2-11）。

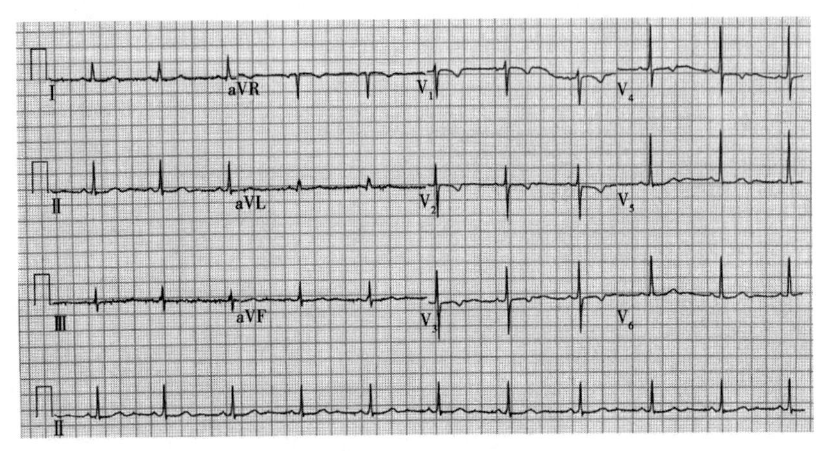

图 2-11　T 波改变

（6）Q-T 间期异常：①Q-T 间期缩短；②Q-T 间期延长；③QTd 异常。

（7）U 波异常：①U 波增大高于 T 波；②U 波倒置。

2. 心律失常

（1）窦性心律失常：包括窦性停搏，窦性心动过缓＜35 次/分，窦房结折返性心动过速。

（2）房性心律失常：包括房性停搏、房性逸搏心律，加速的房性逸搏心律，多源或频发房性期前收缩、房性心动过速、心房扑动、心房颤动、心房脱节、房内阻滞等（图 2-12）。

（3）交界性心律失常：包括交界性停搏、交界性心律、加速的交界性心律、交界性期前收缩、交界性心动过速、房室传导阻滞、交界性并行心律等。

（4）室性心律失常：包括室性逸搏、心室停搏、室性逸搏心律、加速的室性逸搏心律、室性期前收缩频发、多源、特宽、特矮、成对、R on T 现象室性期前收缩、室性心动过速、心室扑动、心室颤动、室性并行心律、心室脱节等。

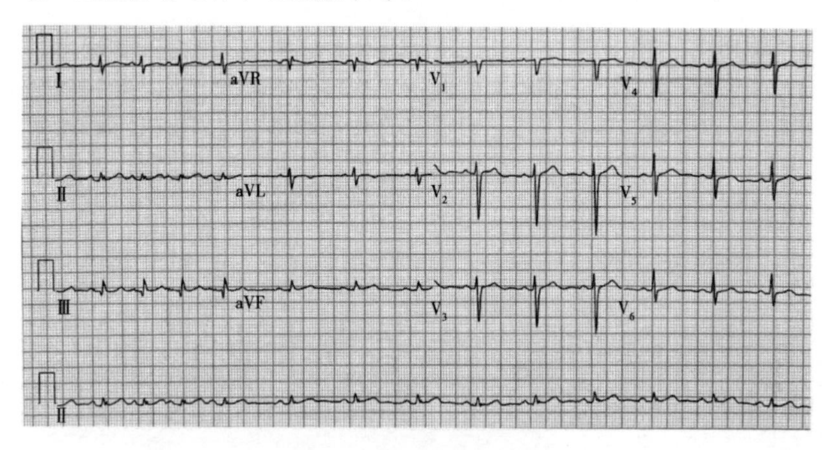

图 2-12　阵发性房性心动过速

（5）束支传导阻滞及分支传导阻滞。

（6）起搏心电图：起搏器置入以后，起搏器感知功能与起搏功能正常者引起的心脏起搏心律是正常的，当伴发室房传导、房室脱节、反复搏动、感知异常与起搏障碍时为异常心电图。

（7）预激综合征：包括各种类型的预激综合征。

（8）房室结双径路：包括前向性双径路、逆向性双径路和双向性双径路。

（9）意外传导。

（四）可疑心电图

介于正常心电图与异常心电图之间的一类心电图改变，诊断为可疑心电图。

1. 可疑 P 波　包括 P 波增高、变尖、增宽、明显切迹达到正常最高限或略有改变，但无明确病因，需要做进一步检查者。

2. 可疑 Q 波或 q 波　Q 波或 q 波介于正常与异常之间，相邻的 2 个 q 波达 0.03～0.04s。

3. 可疑 ST 段　ST 段压低接近 0.05～0.075mV，ST 段轻度缩短或轻度延长（图 2-13），排除器质性心脏病的可能。

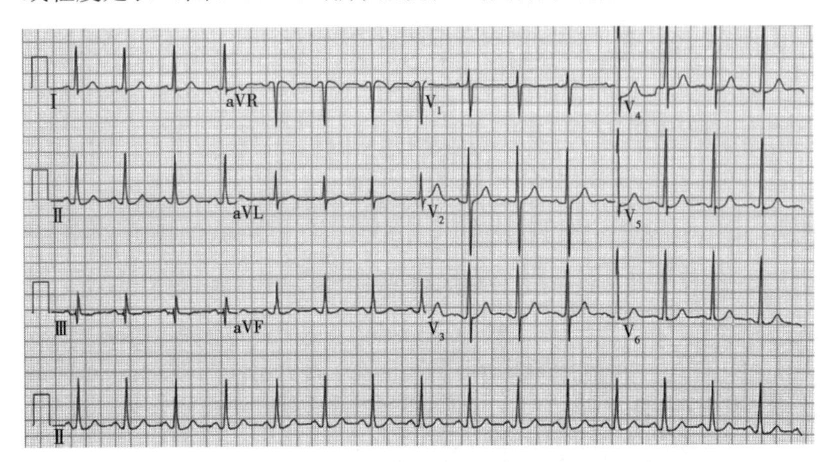

图 2-13　心电图可疑 ST 段改变

4. 可疑 T 波　指以 R 波为主的导联 T 波略偏低，或胸导联 T 波出现切迹，中老年病因不明的 $TV_1 > TV_5$ 等。

5. 可疑 Q-T 间期　指 Q-T 间期轻度缩短或轻度延长，需要进一步查明原因。

6. 可疑 U 波　U 波增高大于 2mm，但未高于 T 波者。

第二节　实现心电图快速研判的基本要领

一、心电图快速研判基本流程

心电图快速研判要求在规范操作步骤的基础上对心电图进行全面系统的分析，同时应考虑患者的临床病史，快速对心电图进行分析判断，主要有以下几个步骤。

第 1 步：测定心率。

第 2 步：确定节律起始部位，即确定起始点的发生部位。

第3步：测量节律的规律性。

第4步：确定额平面的电轴。

第5步：测量P-R间期、QRS复合波时限和Q-T间期。

第6步：评估R波在心前区的变化，即对水平面电轴的评估（即正常、顺时针或逆时针旋转）。

第7步：评估P波的振幅、时限和形态。

第8步：评估QRS波群的时限、振幅及形态。

第9步：识别有无病理性Q波。

第10步：评估ST段（形态及有无抬高或压低）及J点的变化。

第11步：发现T波的异常。

第12步：识别有无其他波形。

二、心律失常心电图分析要点

1. *心房波* 判定窦性P波、房性P波、交界性P波、F波和f波。

2. *心室波* 包括窄的QRS波及宽的QRS波2种，其中宽的QRS波可分为束支型及非束支型；注意有无各种形态，是比基本心动周期提早出现的还是延迟出现的。

3. *心房波与心室波出现的节律* 观察两者出现的频率及变化规律，注意是正常的还是过缓的或过速的心率，注意有无各种节律，哪一种占主导地位。

4. *查明心房波与心室波之间的关系* 如两者关系固定，观察P-R间期的值。如两者关系不固定则需分析两者间有无下传的比例、两者脱节的原因。相关的心房波出现在心室波之前还是之后，波形形态等。如两者完全无关，应注意各波数量的多少。

第三节　常见异常心电图的快速判读要点

一、心脏形态改变的快速研判

（一）心房扩大

1. 左心房扩大

（1）定义：左心房扩大是指左心房腔增大引起的容量增大，而心壁并无明显肥厚。

（2）发生机制：左心房扩大后，影响了房间传导束的功能，产生房内传导延缓，使左心房的除极延迟，P 环（波）时限增宽，中部出现挫折。多见于二尖瓣病变。故又称之为“二尖瓣型 P 波”（图 2-14）。

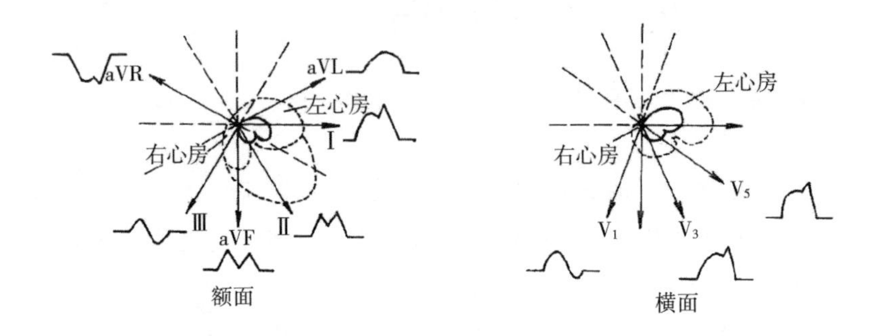

图 2-14　左心房扩大的 P 环及心电图投影

（3）诊断标准

1）P 波增宽：Ⅰ、Ⅱ、aVR、aVL、V_3～V_6 导联中 P 波增宽＞0.11s。

2）P 波形态改变：P 波多呈双峰型，第二峰常大于第一峰，峰距＞40ms。

3）P 波电压：V_1 呈双向 P 波，先正后负，终末部分明显增宽、增深，即 V_1 导联中 P 波终末电压电势（Ptf_{V1}＜-0.03mm·s）增大。

4）常合并右心室肥厚。

5）常伴有房性快速心律失常，如房性期前收缩、房性心动过速或右心室肥厚等。

6）有引起左心房扩大的病因与证据，病因如风湿性心脏病、二尖瓣狭窄等（图 2-15）。

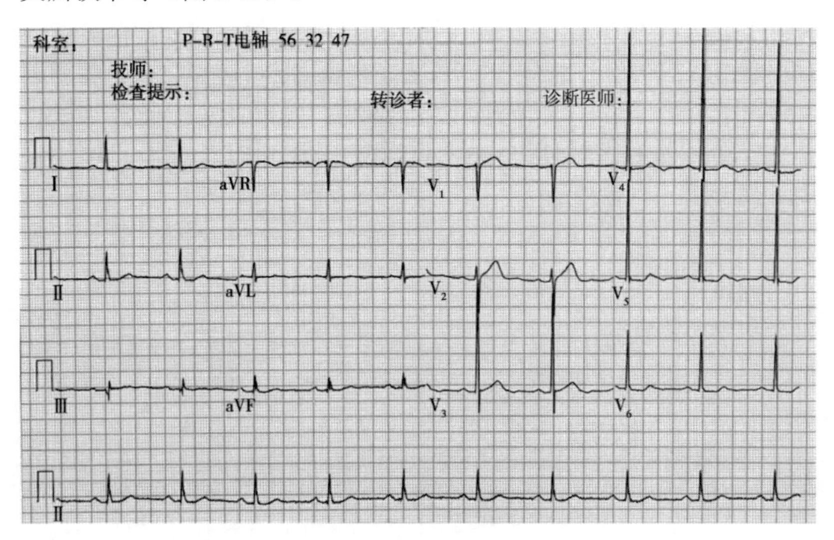

图 2-15　左心房扩大

（4）鉴别诊断

1）非典型预激综合征：预激波起于 P 波的降支，且振幅较小时，P 波与预激波融合在一起，酷似二尖瓣型 P 波。

2）不完全心房内传导阻滞：P 波特征与左心房扩大所致的二尖瓣型 P 波大致相同。主要见于冠心病、心房梗死等，临床无左心房扩大的证据。

（5）临床意义：具有左心房扩大特征的 P 波多见于风湿性心脏病二尖瓣狭窄，一般称为“二尖瓣型 P 波”。但在主动脉瓣病变、高血压、慢性左心衰竭等情况下，由于左心房内压力或容积负荷过重，造成心房扩大及左心房内激动传导障碍，使左心房除极时间延长，可出现上述 P 波改变。其他病因有慢性缩窄性心包炎、扩张型心肌病等。左心房扩大易致难治性心房颤动。

2. 右心房扩大

（1）定义：右心房容量增大。

（2）发生机制：右心房开始除极比左心房早，且较早结束。右心房扩大，除极向量随之增大，右心房位于心脏右前方，向右前下方的 P 波向量增大。额面 P 环最大向量投影在Ⅱ、Ⅲ、aVF 导联正侧，P 波异常高耸。横面 P 环与 V_5、V_6 导联轴方向接近垂直，与 V_1、V_2 导联轴方向接近平行，因此，V_1、V_2 导联 P 波异常高耸。V_5、V_6 导联 P 波低平（图 2-16）。

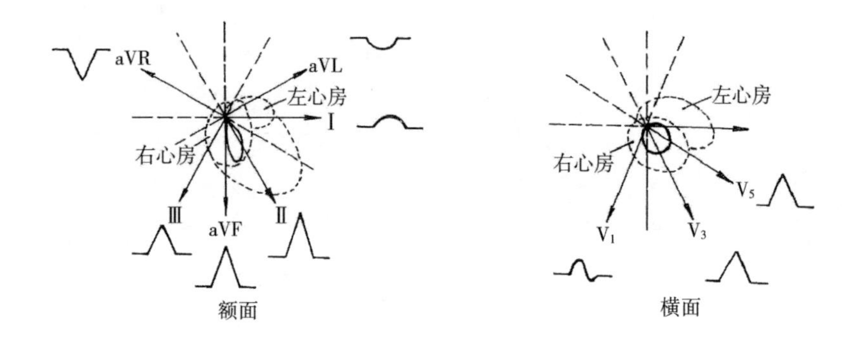

图 2-16　右心房扩大的 P 环及心电图投影

（3）诊断标准

1）P 波高尖，Ⅱ、Ⅲ、aVF 导联 P 波电压＞0.25mV，V_2、V_3 导联 P 波电压＞0.2mV。

2）P 波时限＜0.10s。

3）临床上有引起右心房扩大的病因，例如，法洛四联症、房间隔缺损、肺源性心脏病等（图 2-17）。

（4）鉴别诊断

1）心动过速伴 P 波振幅增大，激动起自窦房结头部，P 波振幅增高。

2）右心房内传导阻滞，右心房内阻滞时，P 波振幅增大，时限正常酷似右心房扩大。

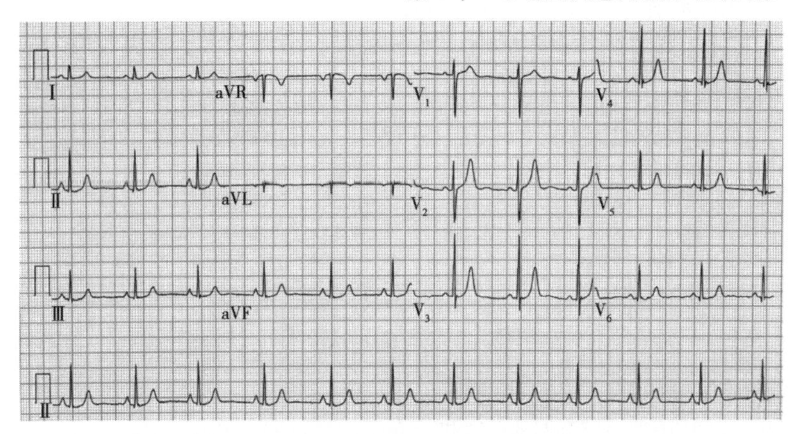

图 2-17　右心房扩大

3）3 相右心房内传导阻滞和 4 相右心房内传导阻滞，心率正常时 P 形态、振幅、时间正常，发生 3 相或 4 相房内传导阻滞时，P 波振幅增大变尖，前者出现于心率加快时，后者出现于心率减慢时。

左、右心房扩大的鉴别诊断总结见表 2-3。

表 2-3　左、右心房扩大的鉴别诊断

	右心房扩大	左心房扩大
P 波时限	＜0.11s	＞0.11s
P 波电压	＞0.25mV	＜0.25mV
P 波形态	尖顶	呈双峰型
P 波变化导联	Ⅱ、Ⅲ、aVF、V_1	Ⅰ、aVL、V_4～V_6
V_1 双向	以正向波占优势	以负向波占优势
P 波额面电轴	＋75°～＋90°	＋30°～－30°

（5）临床意义：右心房扩大的 P 波，多见于肺部疾病，故又称“肺型 P 波”先天性心脏病，如法洛四联症、房间隔缺损等引起高尖 P 波，又称“先天性 P 波”。与肺型 P 波一样是一种右心房扩大的心电图表现。

3. 双心房扩大

（1）定义：双侧心房容量增大。

（2）发生机制：心房除极顺序是右心房在先，左心房在后。左、右心房扩大以后，各自增大的除极向量均可以显示出来，而不致相互抵消。心电图上表现为P波异常高大及时限延长。右心房扩大时，心房除极向量向右、向前、向下增大，P波高尖。左心房扩大的初级向量向左、向右，出现增宽的P波。

（3）诊断标准

1）P波时限延长，Ⅰ、Ⅱ、aVR、V_3～V_6导联≥0.11s。

2）P波振幅增高，肢体导联＞0.25mV，胸导联V_1正向部分＞0.20mV，负向部分＞0.10mV。

3）临床有引起双侧心房扩大的病因及证据（图2-18）。

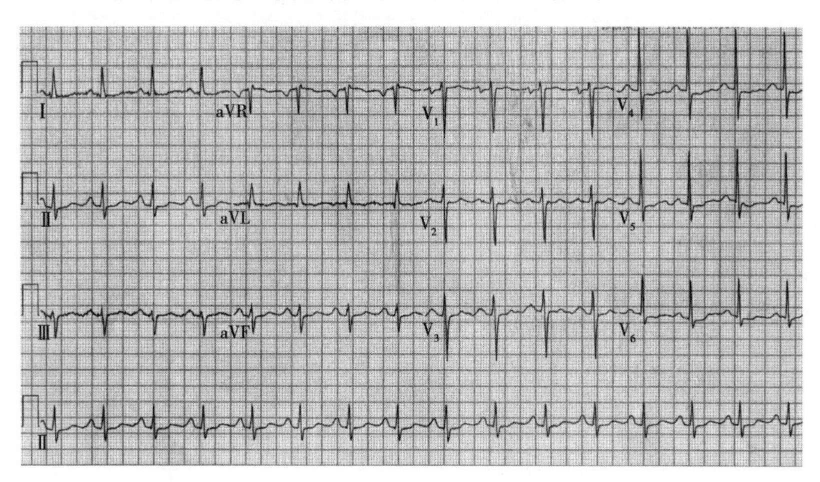

图2-18　双心房扩大

（4）临床意义：双侧心房扩大见于严重的先天性心脏病，开始由左向右分流，肺动脉压力超过左心室压力以后又出现右向左分流，引起双侧心房负荷增重。其他病因有风湿性心脏病、扩张型心肌病等。

（二）心室肥厚

1. *左心室肥厚*

（1）定义：左心室容量增大，包括左心室肥厚。肥大与左心室腔扩大，总称为左心室肥厚（LVH）。

（2）发生机制

1）QRS 波电压增高：除极的电动力增大，投影在左心室面的导联上，QRS 向量增大，肢体导联上 QRS 电压增大比胸导联上的 QRS 电压高更有意义。LVH 左心室与胸壁的距离更近，也可使 QRS 波的振幅进一步增高。

2）QRS 波时限及 V_5 导联的 VAT 延长：LVH 表面积增大，心室除极时间延长。V_5 导联的 VAT 延长，是指左心室从心内膜向心外膜除极所需的时间延长。LVH 扩张的心肌牵拉传导系统的终末部分，使其受到机械性损伤，引起传导组织的功能障碍。

3）电轴左偏：LVH 可伴电轴左偏，因左心室受胸腔中其他器官的限制，多呈逆钟向转位，这样必然使额面 QRS 环的最大除极向量指向左后上方，心电轴呈现左偏，但仅有轻、中度左偏，一般不超过-30°。

4）ST-T 改变：引起 ST-T 改变的原因有 2 个。①继发性 ST-T 改变：LVH 从心内膜向心外膜除极所需的时间延长，因此，当激动由心内膜向心外膜除极尚未结束，心内膜下心肌开始复极，复极的方向与正常心肌复极方向相反，R 波增大的导联 ST 段下降，T 波倒置。一般称此种复极异常为继发性 ST-T 改变。②原发性 ST-T 改变：LVH 患者冠状动脉储备能力降低，可能由于心肌肥厚导致心肌内毛细血管数量不能增加，因而每单位体积心肌组织内毛细血管减少。同时，肥厚的心肌纤维变得粗大，横断面积增大，使心肌内部与毛细血管距离增加，心肌内部与血液间交换氧及其他物质的渗透作用减弱，造成心肌缺血、缺氧，从而引起原发性 ST-T 改变。

（3）诊断标准

1）QRS 波电压增高：R_{I}＞1.5mV，R_{II}＞2.5mV，R_{III}＞1.5mV，R_{aVF}＞2.5mV，R_{V5}＞2.5mV（或 R_{V6}＞2.5mV），R_{V5}＋S_{V1} 男性＞4.0mV，女性＞3.5mV。

2）QRS 时限延长可达 0.10～0.12s；VAT_{V5}（＞0.05s）。

3）心电轴左偏：多位于＋30°～－30°。

4）ST-T 改变（图 2-19）。

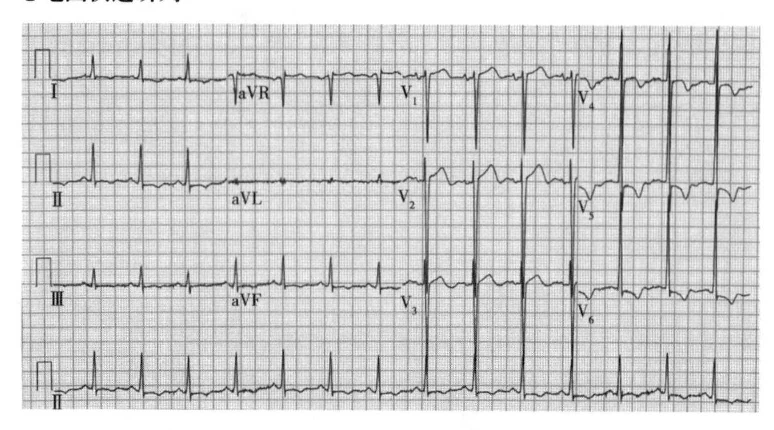

图 2-19　左心室肥厚

结合临床病史及其他资料，要注意以下几点：①临床上无引起左心室肥厚的病因，心电图上仅有 V_5（或 V_6）导联 R 波＞2.5mV，应诊断为左心室高电压。②临床上有引起左心室肥厚的病因，心电图有 QRS 振幅增大，X 线检查或超声心动图显示左心室扩大，应诊断为左心室肥厚。③QRS 电压增高达诊断标准，QRS 时限延长，电轴左偏同时伴 ST-T 改变时，要分析原因。如有明确冠心病诊断 LVH 合并冠状供血不足。如一时查不出原因，可增写 ST-T 改变的诊断。

LVH 的计分法见表 2-4。

表 2-4　LVH 诊断计分法

条　件	左心室肥厚
1. QRS 振幅达到下列任何一项	3
（1）肢体导联中最大的 R＋S≥2.0mV （2）V_1、V_2、V_3 导联的 S 波≥2.5mV （3）V_5、V_6 导联的 R 波≥2.5mV	
2. ST-T 改变	
（1）未用过洋地黄者	2
（2）用过洋地黄者	1
3. QRS 电轴左偏＋15°～－30°	1
4.左心房扩大：Ptf_{V1}≤－0.04mm/s	1
5. QRS 时限≥0.09s	1
6.V_5、V_6 导联 VAT＞0.04s	1

（4）鉴别诊断

1）LVH 与不完全性左束支阻滞的鉴别：LVH 心室除极顺序仍正常，指向右前的初始向量仍存在，故在 I、aVL、V_5、V_6 导联仍有 q 波。不完全性左束支传导阻滞时，指向右前的初始向量消失，故在 Ⅰ、aVL、V_5、V_6 导联呈 R 型，无 q 波。不完全性左束支传导阻滞，Ⅰ、aVL、V_5、V_6 导联 R 波有顿挫或呈平顶状。

2）LVH 与 B 型预激综合征的鉴别：B 型预激综合征除 QRS 波群起始有预激波等典型表现之外，部分特征与左心室肥厚有相似之处，如 V_1、V_2 导联 QRS 主波向下呈 QS 或 Qr 型，V_5 导联 R 波增高。

（5）临床意义：左心室肥厚是常见的难以预防的心脏病，如急性心肌梗死、充血性心力衰竭、猝死等重要的独立的危险因素。左心室肥厚也是某些心脏病发生的先兆，一旦发生左心室肥厚，其猝死率较无左心室肥厚者增加 4 倍或更高。经研究证明，积极有效地治疗原发疾病，可使肥厚的心肌消退，改善冠状动脉循环，防止心肌缺血、心力衰竭的发生。

2. *右心室肥厚*

（1）定义：右心室肥厚（RVH）包括右心室容量增大引起右心室肥厚、扩大与肥厚合并扩大。

（2）发生机制

1）QRS 波群电压增高：RVH 时，额面及横面向量图上可见到 QRS 向量环向前、向后明显移位，投影在 aVR、Ⅱ、Ⅲ、aVF 导联轴正侧，形成以 R 波为主的 QRS 波群。在横面上，QRS 向量投影在 V_1～V_3 导联轴正侧，形成以 R 波为主的 QRS 波群，呈 Rs、R 或 qR 型。

2）VAT_{V1} 时限延长：从右心室内膜向外膜除极时所需要的时间延长＞0.03s。

3）心电轴右偏：额面 QRS 环体向右前下移位，投影在Ⅰ导联轴的负侧和Ⅲ导联轴的正侧，出现电轴右偏，为诊断 RVH 的重要指标之一。

4）ST-T 改变：由于右心室肥厚延缓了除极时间，因此，复极过程中反映的 ST 段下降和 T 波倒置多为继发性改变。若心肌本身缺血缺氧，亦会引起缺血性改变（图 2-20）。

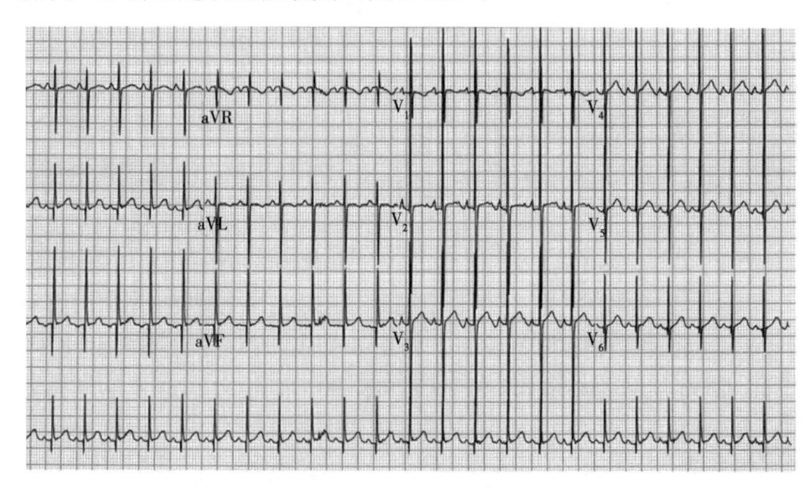

图 2-20　右心室肥厚

（3）诊断标准

1）QRS 波群电压增高：①R_{aVR}＞0.5mV（单独存在无诊断价值）。②R_{V1}＞1.0mV，V_1 导联 R/S≥1.0，QRS 波可呈 Rs、qRs、rsR′型；V_4～V_6 导联呈显著顺钟向转位图形，S 波显著增深，呈 rS、RS 或 QS 型。如 V_1 导联观察不到特征性改变，需加做 V_{3R} 导联或右侧胸导联。③R_{V1}＋S_{V5}≥1.2mV。

2）QRS 波时限正常：VAT_{V1}＞0.03s。

3）心电轴右偏：位于＋90°～ ＋180°，一般右偏＞＋110°。

4）ST-T 改变：①II、III、aVF 的 ST 段下降，T 波双向或倒置；②V_1～V_3 的 ST 段下降，T 波双向或倒置（R 波增大越显著，ST-T 改变越明显）。

（4）鉴别诊断

1）RVH 与左后分支传导阻滞的鉴别：见表 2-5。

表 2-5　右心室肥厚与左后分支传导阻滞的鉴别

鉴别要点	右心室肥厚	左后分支阻滞
病因	见于先天性心脏病、肺源性心脏病	冠心病，心肌梗死
QRS 电轴	≥+110°，多在+120°以上	多在+120°左右
$QRS_{II、III、aVF}$	可呈 R 型	呈 qR 型
V_5 、V_6 的 QRS	呈 rS 或 RS 型	呈 Qrs、qR、Rs 型
顺钟向转位图形	右	无
X 线、超声心动图	显示右心室肥厚	无右心室肥厚

2）RVH 与不完全性右束支传导阻滞的鉴别：房间隔缺损引起的 RVH 图形，虽然很像不完全性右束支传导阻滞，但与其不完全相同。注意点：①RVH 的 QRS 电轴明显右偏；不完全性右束支传导阻滞电轴正常。②V_1 导联波形很相似，均呈 rsR′型，而 V_5、V_6 导联则不同，右心室肥厚者，S 波增深；不完全性右束支阻滞者，S 波略宽，但不增深。

3）右心室肥厚与 S_I、S_{II}、S_{III}综合征的鉴别：标准导联均有深的 S 波，呈 rS 型或 RS 型者，称为 S_I、S_{II}、S_{III}综合征。确切的机制尚未阐明，胸壁导联不出现高大 R 波，与右心室肥厚时的情况不同，X 线、超声心动图无 RVH，也无右心室负荷增加的病因。

4）右心室肥厚与垂位心的鉴别：见表 2-6。

表 2-6　右心室肥厚与垂位心的鉴别

鉴别要点	右心室肥厚	垂位心
体型	各型均有发生	瘦长型
QRS 电轴	≥+110°	多≤+110°
Q/R，aVR	＞1.0	＜1.0
右心室高电压	有	无
$R/S_{V5、V6}$	＞1.0	＜1.0
X 线、超声心动图	有右心室肥厚	无右心室肥厚

（5）临床意义：右心室肥厚常见于先天性心脏病、肺动脉瓣狭窄、动脉导管未闭、风湿性心脏病、二尖瓣狭窄及慢性肺源性心脏病等。右心室收缩期负荷过重引起右心室肥厚，主要由于右心室的

排血阻力增加，引起右心室内压力增高，右心室收缩时，需要强力收缩以供排血，最后导致右心室肥厚。

3. 双心室肥厚

（1）定义：左右心室肥厚、扩大或肥厚并扩大，称为双侧心室肥厚（BVH）。

（2）发生机制：双侧心室肥厚，右心室除极向量向右前增大，投影在右胸导联上出现增高 R 波。左心室除极向量向左后增大，在左胸壁导联上出现高大 R 波。V_1～V_6 显示出双侧心室肥厚的图形。但是即使是明显的双侧心室肥厚，心电图上呈现典型的双侧心室肥厚的图形并不多见。其原因是左、右心室除极向量可以相互抵消，一般多显示 LVH。心向量诊断 BVH 同样是困难的，不是单靠 QRS 振幅的改变，而是以心向量图形形状的某些特点为依据。在额面上，QRS 环呈逆钟向运行，介于＋70°～＋140°。在横面上，QRS 环呈逆钟向运行，环体向前或向后增大。

（3）诊断标准

1）胸壁导联 QRS 振幅呈典型的左、右心室肥厚图形（图 2-21）。

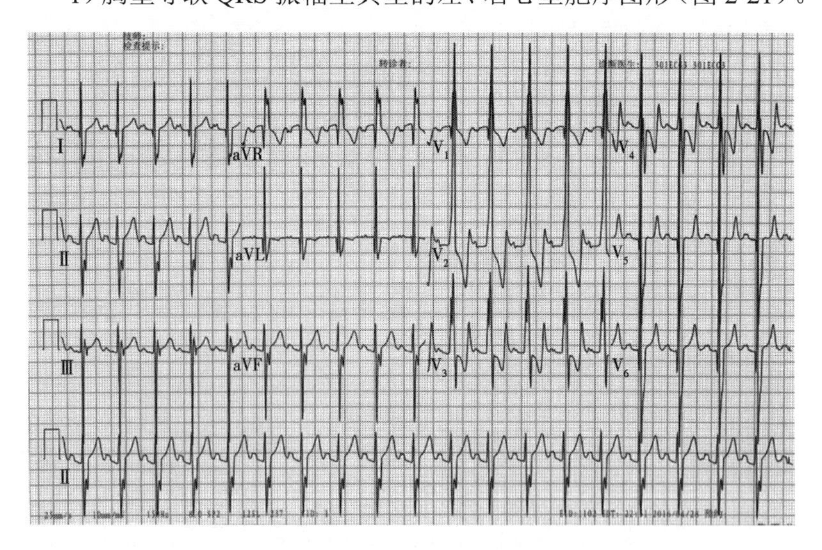

图 2-21　室间隔缺损，双侧心室肥厚

2）心电图有肯定的右心室肥厚表现伴有下列一项或几项改变者：①QRS 电轴左偏；②V_5、V_6 导联 R 波电压增高，VAT_{V5} 时限延长，ST 段下降及 T 波倒置；③V_3 导联 R＋S＞6.0mV，R 波与 S 波振幅大致相等。

3）心电图上有肯定的左心室肥厚表现伴有下列一系列或多项改变者：①QRS 电轴显著右偏及显著顺钟向转位；②V_1 导联有明显增高的 R 波，V_1 导联 R/S＞1.0mV；③R_{aVR}＞0.5mV，R/Q＞1（除左前分支传导阻滞外）。

4）双侧心室肥厚，心电图正常或大致正常。

二、心脏节律改变的快速研判

（一）窦性心动过速

窦性心动过速包括自律性窦性心动过速和窦房结折返性心动过速，前者多见，后者少见。

1. 自律性窦性心动过速

（1）定义：窦房结起搏点自律性强度增高引起的心动过速，称为自律性窦性心动过速。

（2）发生机制：窦房结起搏细胞舒张期自动除极化速度加快、坡度增大、到达阈值电位时间缩短，心动周期变短，心率加快，可引起窦性心动过速。最大舒张期电位负值减少，阈电位水平下移也是产生窦性心动过速的电生理机制。心脏受自主神经系统的调节。交感神经兴奋性增高，可引起窦性心动过速。

（3）诊断标准

1）窦性 P 波：I、II、aVF、V_3～V_6 导联 P 波直立，aVR 导联 P 波倒置。心动过速的 P 波形态和正常窦性心律时的 P 波一样（图 2-22）。

2）P 波频率超过该年龄组上限频率（表 2-7）。

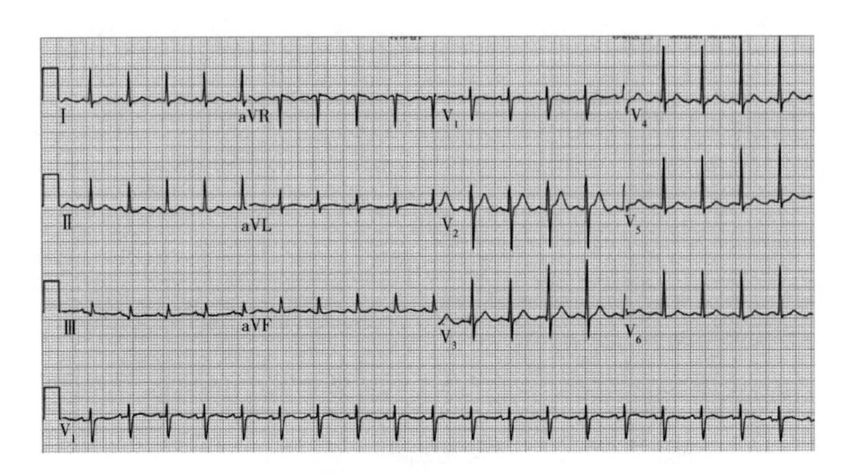

图 2-22 窦性心动过速（心率 118 次/分）

表 2-7 各年龄组窦性心动过速

年　龄	窦性 P 波频率（次/分）
出生至 1 岁	＞150
1～3 岁	＞130
3～5 岁	＞120
5～8 岁	＞110
＞8 岁	＞100

成人窦性心动过速的频率为 101～150 次/分。儿童窦性心动过速的频率可达 200 次/分。成人在剧烈运动时窦性频率仍可高达 190 次/分左右。

窦性心动过速的频率变化有着特殊的规律性。心动过速的频率逐渐加快，引起窦性心动过速的原因去除后，逐渐恢复到原有的频率。不论窦性心动过速的频率如何变化，窦性 P 波形态不变。

3）P-P 间期：相对匀齐。心动过速开始与终止，P-P 间期的长短变化差别甚小，伴不齐的现象较少发生。

常伴发其他心电图改变：

①P 波振幅增高变尖：酷似右心房扩大。P 波增大的原因：激动起自窦房结头部，引起的 P 电轴更接近于 60°～80°，Ⅱ、Ⅲ、aVF 导

联 P 波增高更明显；心动过速的心房除极程序改变；心脏位置变化；心动过速时血压升高，房内压增高，心房暂时增大；伴时相性房内差异传导。

②心房复极波增大：增大的心房复极波方向与 P 波相反，可使 PR 段下移，心房复极波出现于 ST 段，又可使 ST 段下移。

③TP（U）段缩短或消失：测量 P 波振幅有一定困难。

④P 波重叠于 T 波中有可能被误认为是交界性心动过速。

⑤窦性心动过速诱发缺血型 ST 段改变：运动状态下发生的心肌缺血，几乎都是在窦性心动过速的情况下发生的。这种情况可以在活动平板运动试验与 Holter 监测中经常见到。对冠心病的诊断和治疗具有重要意义。

⑥Q-T 间期缩短：窦性心动过速的频率越高，Q-T 间期缩短越明显。如果 Q-T 间期不能随心率加快而缩短，则是心肌病变的表现。

⑦掩盖缓慢心律失常：有的患者常年是房性心律或交界性心律，发生窦性心动过速以后，异位心律被抑制而暂时消失。

⑧伴发其他心律失常：正常窦性心律时无心律失常，发生窦性心动过速以后出现了期前收缩、异位心动过速、心房扑动或心房颤动。

⑨快心率依赖型（3 相）传导阻滞：正常窦性心律无传导阻滞。发生窦性心动过速以后出现窦房传导阻滞、不完全性房内传导阻滞、房室传导阻滞、左右束支传导阻滞及其分支传导阻滞。

（4）鉴别诊断

1）房性心动过速：窦性心动过速与房性心动过速的鉴别见表 2-8。

2）心房扑动：房室传导比例 2∶1 的心房扑动类似窦性心动过速。随着房室传导比例增大，F 波清楚地显示出来。

3）交界性心动过速：窦性心动过速的 P 波重叠于 T 波上，易被误诊为交界性心动过速。活动、刺激迷走神经、短时间多次描记心电图、Holter 监测有助于两者的鉴别诊断。若交界性窦性心动过速，P^{-}波是倒置的，P^{-}-R 间期＜0.12s。

表 2-8 窦性心动过速与房性心动过速的鉴别

鉴别要点	窦性心动过速	房性心动过速
P 波特点	P 波形态与窦性 P 波相同	P'波与窦性 P 波不同
心房率	100～160 次/分	150～250 次/分
心房节律	基本规则	规则，也可不规则
运动可使心率	增快	无明显变化
发作起止情况	起止逐渐	起止突然
发作持续时间	由引起窦性心动过速的原因而定，原因去除以后，心率下降至正常	多呈短阵发作，少数持续数小时或数天
刺激迷走神经	使心率减慢后，又逐渐恢复原状。运动、激动、发热、甲状腺功能亢进等	可使心动过速突然终止或无效，可见于正常人，也可见于器质性心脏病患者

（5）临床意义：一过性窦性心动过速见于运动、情绪激动、疼痛、吸烟、饮酒，应用阿托品、肾上腺素等药物。持续的窦性心动过速见于甲状腺功能亢进、心包炎、肺源性心脏病、心肌桥等，应针对病因进行治疗。大面积急性心肌梗死患者发生窦性心动过速病死率高。

2. 折返性窦房结心动过速

（1）定义：激动在窦房结内折返引起心动过速称为窦房结折返性心动过速。

（2）发生机制：窦房结有双径路，激动沿双径路折返，形成窦房结内折返性心动过速。折返环路包括窦房结、心房肌与窦房交界区。激动从一条径路进入窦房结，再从另一条径路传出至心房肌，完成一次折返，发生持续折返，形成窦房折返性心动过速（图 2-23）。心动过速可由一个房性期前收缩（信号）所终止。

（3）诊断标准

1）窦房结内折返性心动过速：①心动过速的 P 波形态与窦性心律的 P 波相同；②心率为 101～160 次/分；③心动过速与基本窦性心律之间有明显的频率界限；④P-P 周期匀齐或基本匀齐；⑤心动过速终止时代偿间歇等于一个基本窦律周期（图 2-24）。

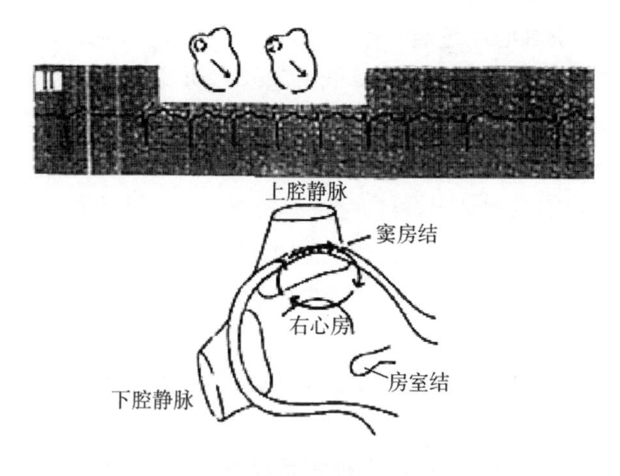

图 2-23　窦房折返性心动过速

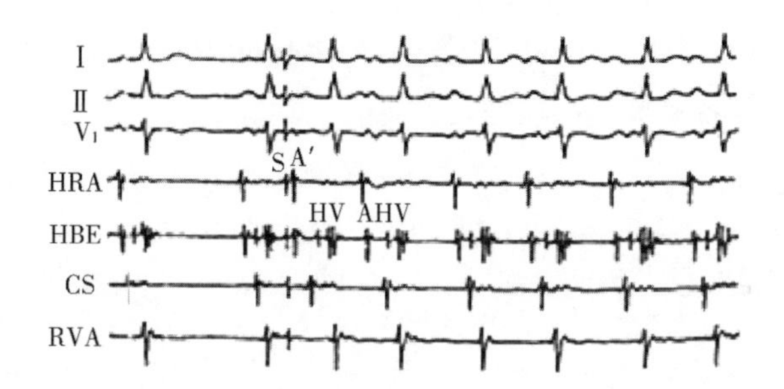

图 2-24　人工房性期前收缩诱发窦房结折返性心动过速

在第二个窦性心搏后施予一个心房期前收缩刺激，诱发了窦房结折返性心动过速，P 波形状及心房内传导顺序与窦性心搏相似

2）窦房结折返性心动过速：①心动过速的 P 波与窦性 P 波略有不同；②心率为 101～160 次/分；③刺激迷走神经可使心动过速终止；④心动过速由房性期前收缩诱发，又可被房性期间收缩终止；⑤终止以后的代偿间歇略大于一个基本窦性心律周期。

（4）临床意义：窦房结内折返性心动过速和窦房折返性心动过速均属于少见的心律失常。见于冠心病、病态窦房结综合征（SSS）等。

（二）窦性心动过缓

1. 定义　窦房结自律性降低引起的心动过缓，称为窦性心动过缓，是常见的窦性心律失常。本病在各年龄组均有发生，多见于中老年人，青年人群中以运动员居多。轻度的窦性心动过缓是生理现象。持久的频率极慢的窦性心动过缓，是病态窦房结综合征的表现。

2. 发生机制　窦房结自律细胞 4 相上升速度减慢，到达阈电位的时间延长，心动周期变长，窦性心率减慢。

3. 诊断标准

（1）窦性 P 波：Ⅰ、Ⅱ、aVF、V_3～V_6导联 P 波直立，aVR 导联 P 波倒置。

（2）P-P 间期：窦性心动过缓常伴有不同程度的窦性心律不齐，相邻的 P-P 间期差别＞0.12s。

（3）P 波频率：＜60 次/分。多为 40～60 次/分（图 2-25）。＜40 次/分者为显著窦性心动过缓。

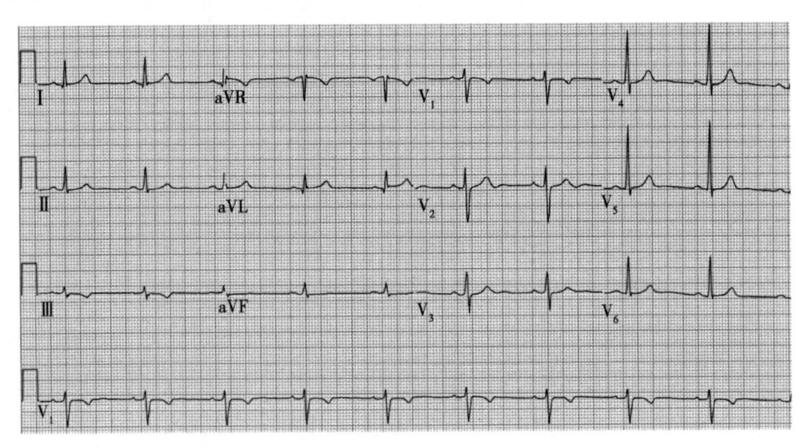

图 2-25　窦性心动过缓（心率 56 次/分）

（4）P 波振幅较小：激动起源于窦房结尾部，自律性强度较低，频率缓慢。因 P 波电轴接近垂直额面及横面，故 P 波振幅较小。

（5）P-R 间期较短：与 P 波高大时比较，P-R 间期较短，但仍大于 0.12s。

（6）窦性心动过缓常伴发的心电图改变有以下几种。

1）逸搏：逸搏出现于心动过缓最慢相。

2）逸搏心律：窦性心动过缓与交界性逸搏心律或心室起搏心律并存，产生干扰性房室脱节。

3）4 相传导阻滞：窦性心律时传导正常。发生窦性心动过缓以后出现窦房传导阻滞、不完全性房内传导阻滞、房室传导阻滞、左右束支传导阻滞及其分支传导阻滞。

4）继发性室性期前收缩：室性期前收缩出现于窦性心动过缓的慢相。窦性心动周期变短以后室性期前收缩消失。

4. 鉴别诊断

（1）2∶1 窦房传导阻滞：2∶1 窦房传导阻滞，心率成倍减少。例如，窦性心率 90 次/分，出现 2∶1 窦房传导阻滞时，心率为 45 次/分，此时酷似窦性心动过缓。活动可使窦房传导比例发生改变。2∶1 窦房传导阻滞消失以后，窦性心率成倍增加。窦房传导阻滞程度加重以后，可根据窦性 P-P 间期的变化特点，推算出窦房传导阻滞的程度。Holter 监测更有利于两种心律失常的诊断和鉴别诊断。

（2）房性逸搏心律：发自右房上部的房性逸搏心律的频率在 60 次/分以下，房性 P′波方向与窦性 P 波一致，应与窦性心动过缓相鉴别。不同点在于：①房性逸搏心律的 P′ 波形态和窦性 P 波有或多或少的差别，起搏点越是远离窦房结，房性 P′ 波形态与窦性 P 波的差别就越大；而窦性心动过缓的 P 波形态与正常窦性心律的 P 波形态基本一致。②运动可使窦性心动过缓的心率显著提高；运动使房性逸搏心律的频率增加不明显。③多数窦性心动过缓见于健康人，少数是由器质性病变引起的，而房性逸搏心律继发于窦性停搏、窦房传导阻滞和显著的窦性心动过缓之后，因此，常见于器质性心脏病。

5. 临床意义　轻度窦性心动过缓，多见于迷走神经张力增高及正常人，显著窦性心动过缓见于病态窦房结综合征。

（三）房性期前收缩

1. 定义　提前出现的起源于心房的搏动称为房性期前收缩，临床上最为多见。

2. 发生机制

（1）房性起搏点自律性增高，其强度为 4 级。

（2）心房内激动折返。

3. 诊断标准

（1）房性 P′波：提前出现的 P′波与窦性 P 波不同（图 2-26），P′波联律间期<0.6s，发生较早的 P′波埋在 T 波内，不易辨认，须仔细观察 T 波变化。

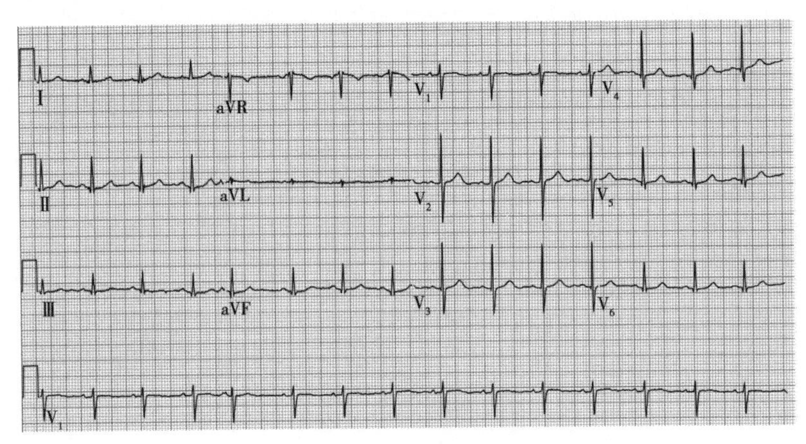

图 2-26 房性期前收缩

1）单形房性期前收缩：P′波联律间期固定（相差≤0.08s），形态相同。

2）多源房性期前收缩：P′波联律间期不固定（相差≥0.08s），形态各异。

3）房性期前收缩伴时相性房内差异传导：P′波振幅增高或时限延长。

（2）P′-R 间期

1）P′-R 间期 0.12～0.20s 多见。

2）P′-R 间期>0.20s 见于交界区的相对干扰或一度房室传导阻滞。

3）P′-R<0.12s 见于合并预激综合征。

（3）房性 QRS 波群形态

1）与窦性 QRS 波群相同。

2）伴时相性室内差异传导 P′波发生较早，心室正处于相对不应期，QRS 波宽大畸形，其特点为 QRS 波多呈右束支传导阻滞图形（图 2-27），偶呈左束支传导阻滞图形。

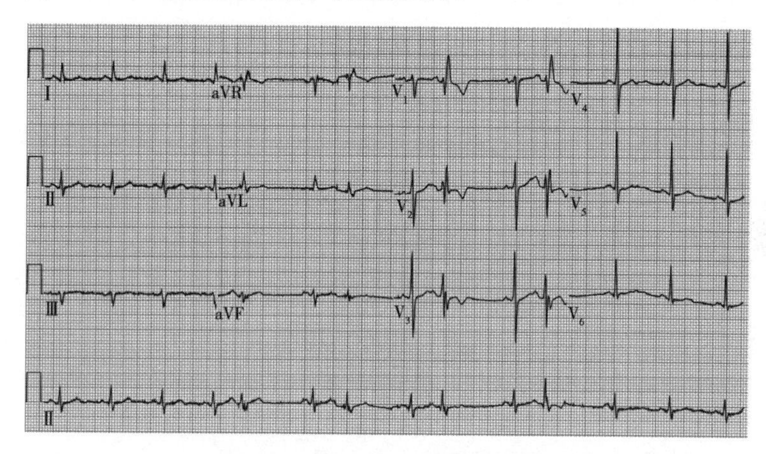

图 2-27　房性期前收缩伴右束支传导阻滞型室内差异传导

3）阻滞型房性期前收缩未下传：P′波发生更早，心室正处于绝对不应期，激动受阻，P′波后未继以 QRS 波群（图 2-28）。

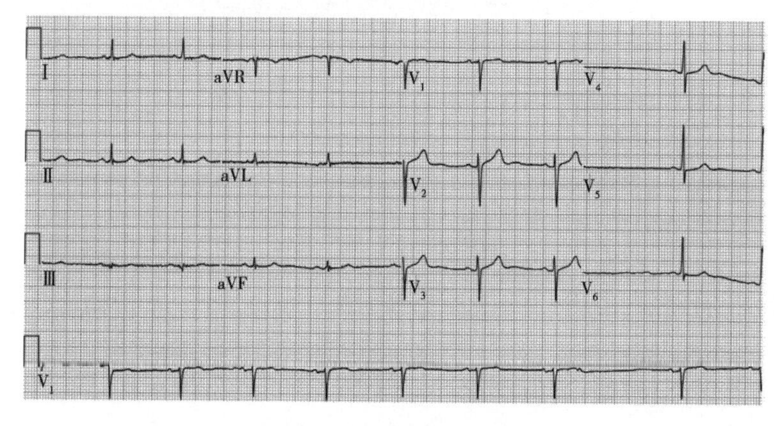

图 2-28　房性期前收缩未下传

（4）代偿间歇

1）多数不完全代偿间歇，房性期前收缩逆传窦房结，引起窦性节律重整，此为窦房结内干扰最常见的表现。

2）少数呈完全性代偿，房性期前收缩未逆传至窦房结，在窦房交界区发生了绝对干扰，双方互不干扰对方的节律。

3）无代偿间歇，见于插入型房性期前收缩（图 2-29）。

4）超代偿间歇与特超代偿间歇，房性期前收缩引起窦房结抑制或窦房结恢复时间延长。

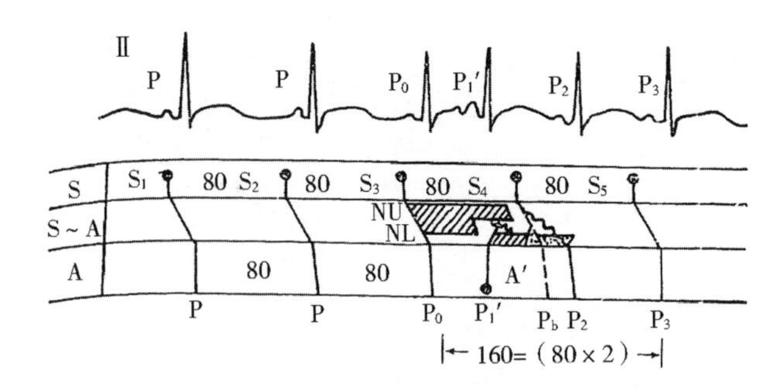

图 2-29　插入型房性期前收缩

P_1'波是插入性房性期前收缩。 P_b指在无插入型房型期间收缩时，窦 P 波应出现的时间。P_1'～P_2时间＜一个窦性周期，但P_0～P_2稍＞一个窦性周期（0.80s），P_1'～P_2属次等周期代偿间歇，是由于S_4（P_2）在窦房交界处有干扰性传出延缓。P_0～P_3时间恰等于 2 个窦性周期（1.60s），P_2～P_3则＜一个窦性周期。梯形图示插入型房性期间收缩的产生机制为窦房联接处不应期的不均一性

4. 鉴别诊断　房性期前收缩伴室内差异性传导应与窦性期前收缩相鉴别，房性期前收缩未下传应与窦房传导阻滞、窦性停搏、二度房室传导阻滞相鉴别。

5. 临床意义　正常人可偶见单形性房性期前收缩，如出现频发、成对或多源性房性期前收缩，则多为病理性的，且为心房颤动、心房扑动的先兆。

（四）交界性期前收缩

1. 定义　提前出现的起源于交界区的搏动，称为交界性期前收缩。

2. 发生机制

（1）交界性起搏点自律性增高，其强度属 4 级。

（2）交界区内激动折返。

3. 诊断标准

（1）提早出现的交界性 P^--QRS-T。

（2）QRS 波群大部分呈室上性，偶可见室内差异性传导而宽大畸形。

（3）多伴有完全代偿间期（图 2-30）。

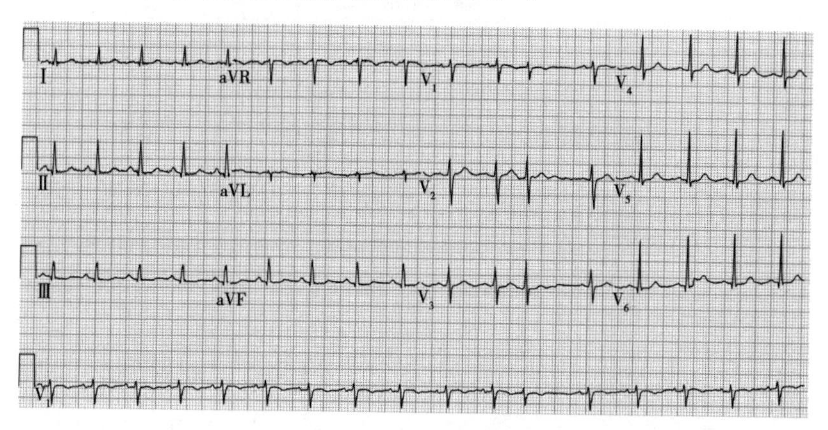

图 2-30　交界性期间收缩

（4）隐匿性交界性期间收缩：①交界性激动在前传和逆传过程，发生绝对干扰或传出阻滞，无 P^--QRS-T 波，出现长 R-R 间期，表现为假性二度房室传导阻滞，诊断时需结合整幅的心电图情况。②引起间歇性 P-R 间期延长（图 2-31）。

4. 鉴别诊断　交界性期前收缩伴时相性室内差异性传导与室性期前收缩相鉴别，隐匿性交界性期前收缩与二度房室传导阻滞、间歇性一度房室传导阻滞相鉴别。

5. 临床意义　临床上不多见，可见于正常人，也可见于器质性心脏病。

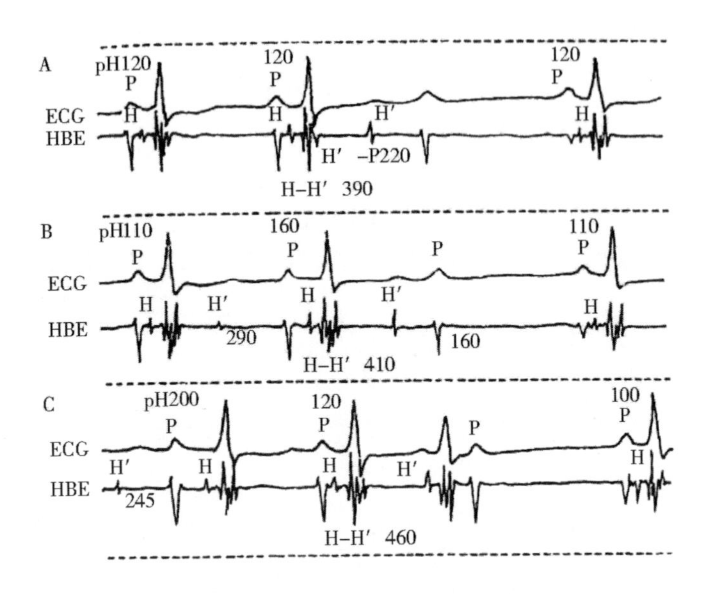

图 2-31 隐匿性希氏束期前收缩

体表心电图和希氏束心电图同步描计，纸速 50mm/s。图中数字的单位为毫秒。自 A、B、C 三行（不是连续记录的）可看出：①隐性希氏束期前收缩可产生酷似二度Ⅱ型（A 行），二度Ⅰ型（B 行）和一度（C 行）房室传导阻滞的心电图表现；②隐性希氏束期前收缩对房性传导的影响，取决于它与下一个窦性 P 波的距离：H′-P 间期较长，下一个搏动的 P-R 间期延长，H′-P 间期较短，则下一个窦性 P 波不能下传；③C 行中第二个希氏束期前收缩（H′）是显性的向下传至心室，在心电图产生 QRS 波。它之所以能够下传，与它发生较晚，即距前一个搏动的距离（R-H′或 H-H′间期）较长有关

（五）室性期前收缩

1. 定义　希氏束部位以下过早出现的单个或者成对的无保护机制的心搏，称为室性期前收缩。其 QRS 之前无相关的心房波，希氏束心电图 V 前无 H 波，室肌性室性期前收缩，V 前有 H 波，H-V 间期缩短者为分支性室性期前收缩。

2. 分类

（1）根据起源部位不同分类：①室间隔期前收缩；②右心室肌性期前收缩；③右束支性期前收缩；④左束支性期前收缩；⑤左前分支性期前收缩；⑥左后分支性期前收缩；⑦左心室肌性期前收

缩；⑧心室前壁期前收缩；⑨心室后壁期前收缩。

（2）根据发生机制不同分类：①自律性室性期前收缩；②折返性室性期前收缩；③触发性室性期前收缩。

（3）根据期前收缩频度分类：①偶发室性期前收缩；②频发室性期前收缩。

（4）根据期前收缩形态分类：①单源性室性期前收缩；②多形性室性期前收缩；③多源性室性期前收缩。

（5）LOWN 室性期前收缩分级法：LOWN（1970）和 Wolf（1971）提出了室性期前收缩分级法，用于评价室性期前收缩的预后及确定抗心律失常的效果，以后经过学者的不断改进和完善，形成了 LOWN 室性期前收缩分级法（表 2-9）。

表 2-9　LOWN 室性期前收缩分级法

分级	心电图特点
0 级	无室性期前收缩
1 级	偶发，单个室性期前收缩＜30 个/小时
2 级	频发，单个出现＞30 个/小时
3 级	多源
4A 级	成对
4B 级	室性期前收缩连续 3 个以上
5 级	RonT 室性期前收缩（R-V/Q-T＜1.0）

3. 发生机制　心室内异位起搏点自律性增高，折返现象和触发活动是引起室性期前收缩的主要机制，边界电流、韦登斯基促进作用等也是诱发室性期前收缩的原因。

4. 诊断标准　过早发生 QRS-T 波群宽大畸形，与室上性 QRS-T 波形明显不同，其前无提早相关的心房波，多数伴有完全性代偿间歇，少数有不完全代偿间歇及无代偿间歇。肌性室性期前收缩的 QRS-T 波宽大畸形尤为明显，QRS 时限多≥0.12s，无明显心肌损害时 QRS 时限＜0.16s，合并室内弥漫性传导障碍者，QRS 时限＞0.18s 以上，多有明显粗钝、切迹或挫折，分支性室性期前收缩的 QRS-T 波形显示出对侧束支传导阻滞及其分支传导阻滞波形。

（1）单形室性期前收缩：室性期前收缩的 QRS-T 波形完全相同，在各个导联中均表现出这一特征（图 2-32～图 2-34）。

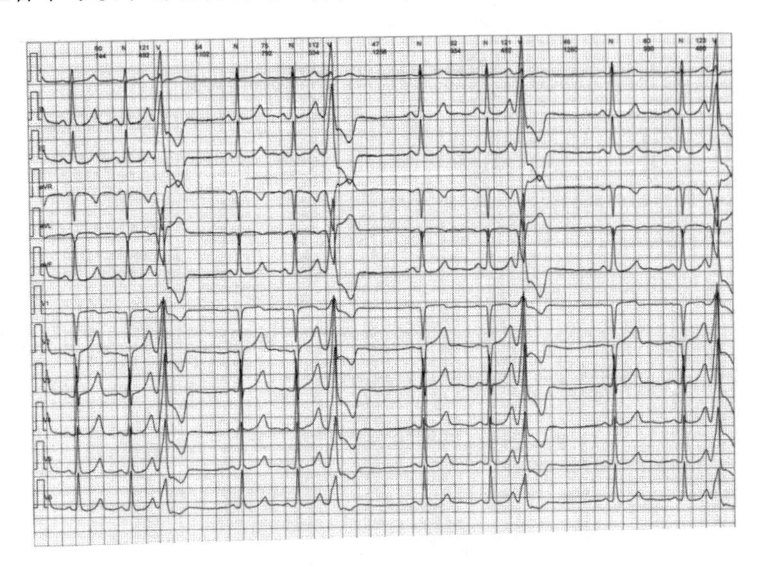

图 2-32 假性室性期前收缩三联律

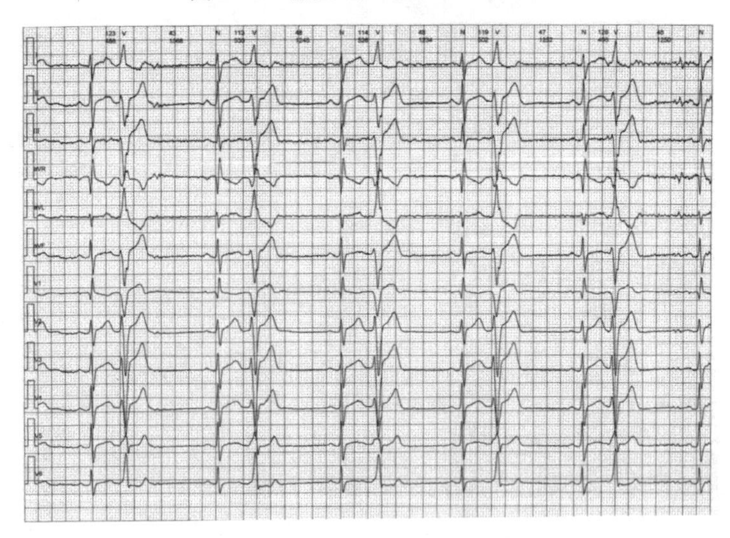

图 2-33 单形室性期前收缩二联律

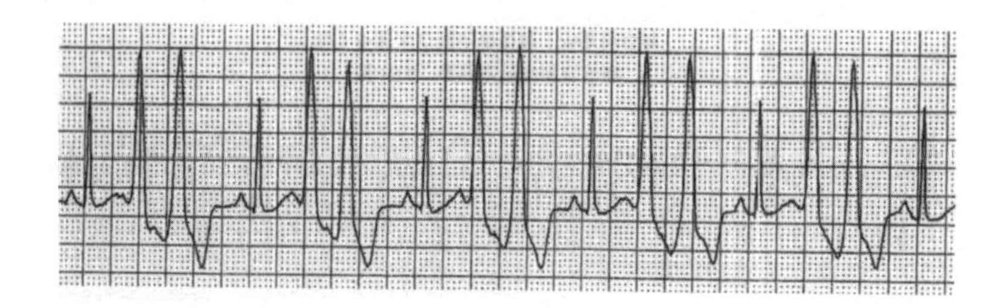

图 2-34　真性室性期前收缩三联律

（2）多形室性期前收缩：在同一导联室性期前收缩联律间期差别＜80ms，波形不同者，称为多形室性期前收缩。

（3）多源室性期前收缩：在同一导联室性期前收缩联律间期差别＞80ms，室性期前收缩形态有 2 种以上，不包括室性期前收缩所形成的室性融合波（图 2-35）。

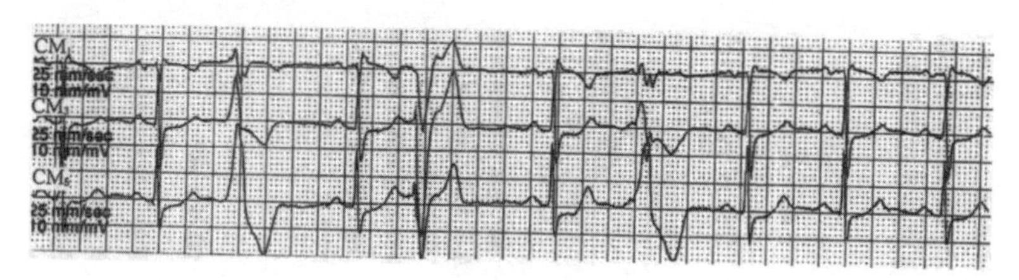

图 2-35　多源室性期前收缩二联律

（4）特宽型室性期前收缩：正常人心脏或无明显器质性心肌损害的患者，不论室性期前收缩起自心室何部，引起全部心室除极时间一般不超过 0.16s，若是室性期前收缩的 QRS 时限大于 0.16s 以上，称为特宽型室性期前收缩，属病理性的期前收缩。

（5）室性期前收缩正常化：窦性心律伴有一侧束支传导阻滞或预激综合征并发室性期前收缩时，窦性 QRS-T 波形态宽大畸形，而室性期前收缩的 QRS-T 形状与时间反趋向于正常化。

（6）心率依赖型室性期前收缩：部分室性期前收缩与心率变化有关。心率加快到室性频率界线时，即出现室性期前收缩。有的患者心率减慢或突然出现间歇后发生室性期前收缩。

（7）插入型室性期前收缩：插入型室性期前收缩是指室性期前收缩插入 1 个基本窦性心律周期的 2 个窦性心搏之间，而不取代 1 次窦性搏动。其发生基于以下 4 点：①基本心律的频率较慢或过缓，为插入性室性期前收缩的发生创造了条件；②室性期前收缩出现适时，舒张中、早期发生的室性期前收缩较易成为插入性；③2 个起搏点相距较远；④室房传导中断。

5. 定位诊断

（1）室间隔期前收缩：基本心律室内传导正常，室性期前收缩波形与同导联室上性 QRS-T 波形基本相同，基本心律室内传导异常，下传 QRS 宽大畸形，而室性期前收缩波形接近正常。

（2）右束支性期前收缩：室性期前收缩呈典型的左束支传导阻滞图形，但与真正的左束支传导阻滞不同，V_1 导联室性期前收缩的 r 波较窦性 r 波小。

（3）右心室肌性期前收缩：室性期前收缩类似完全性左束支传导阻滞图形，但与左束支传导阻滞不同。①V_1 导联室性 r 波＞窦性 r 波。②室性期前收缩电轴在+90°左右，而左束支传导阻滞电轴多正常或左偏。

（4）左前分支性期前收缩：室性期前收缩 QRS-T 波群呈右束支传导阻滞＋左后分支传导阻滞图形。

（5）左后分支性期前收缩：室性期前收缩 QRS-T 波群呈右束支传导阻滞＋左前分支传导阻滞图形。

（6）左束支性期前收缩：室性期前收缩呈右束支传导阻滞图形。

（7）左心室性期前收缩：室性期前收缩类似呈右束支传导阻滞图形，与右束支传导阻滞不同点在于：①V_1 的 R 波通常较大，或呈单向 R 波；②V_5 导联的 S 波较深，呈 RS 或 rs 型。

（8）心室前壁期前收缩：室性期前收缩的 QRS 主波方向在 V_1～V_6 导联上朝向下方。

（9）心尖部期前收缩：室性期前收缩的 QRS 主波方向在Ⅱ、Ⅲ、aVF 朝下。

（10）心底部期前收缩：Ⅱ、Ⅲ、aVF 主波朝上。

6. 室性期前收缩后心电图改变

（1）插入型室性期前收缩后心电图的变化

1）插入型室性期前收缩通常引起其后第 1 个或连续 2 个窦性 P-R 间期延长。

2）插入型室性期前收缩后第 1 个窦性 QRS-T 波形改变：①伴时相性室内差异传导；②伴束支及其分支传导阻滞图形；③伴预激综合征。

（2）非插入型室性期前收缩后心电图变化

1）期前收缩后 P 波的改变：①期前收缩后 P 波振幅，方向改变；②期前收缩后 P 波提前；③期前收缩后节律改变。

2）期前收缩后 P-R 间期的改变：①期前收缩后 P-R 间期延长；②期前收缩后 P-R 间期缩短。

3）期前收缩后 QSR 波群的改变：①期前收缩后束支传导阻滞波形消失；②期前收缩后出现束支传导阻滞；③期前收缩后预激波形消失；④期前收缩后出现预激综合征；⑤期前收缩后出现 QRS 振幅改变。

4）期前收缩后 ST-T-U 波的改变：①期前收缩后 ST 段抬高或下降；②期前收缩后 T 波改变；③期前收缩后 U 波直立增高或倒置。

（六）房性逸搏及房性逸搏心律

1. 定义　在长心动周期时，如期出现的房性搏动，称为房性逸搏，3 次或 3 次以上者称为房性逸搏心律。

2. 发生机制　当窦房结不能发放激动或窦房传导阻滞，或频率过缓时，房性起搏点以自身的频率被动地发放激动，其自律性降为 2 级。

3. 诊断标准

（1）房性逸搏

1）心室长间歇内如期出现的单次或成对房性搏动，P′波与窦性 P 不同，P′有 2 种以上形态者，为多源性房性逸搏。

2）P′-R≥0.12s 多见。

3）逸搏周期 1.0～1.2s。

4）多发生于窦房传导阻滞以后。

（2）房性逸搏心律

1）连续出现 3 次或 3 次以上的房性逸搏。

2）频率 50～60 次/分（图 2-36）。

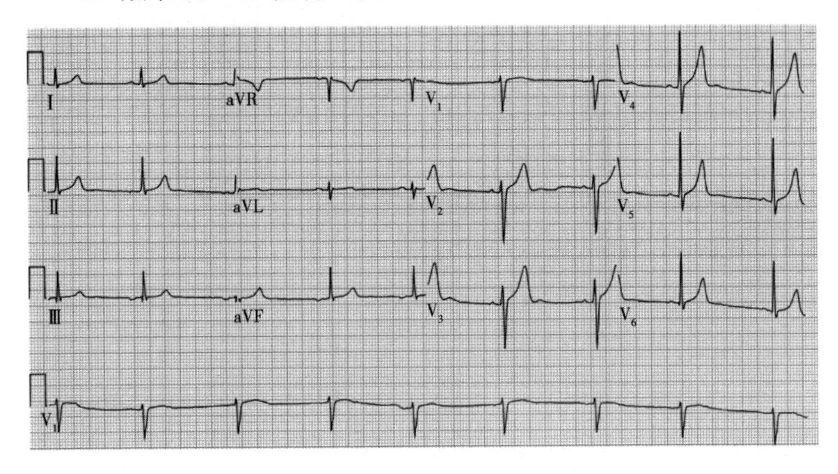

图 2-36 房性逸搏心律（心率 51 次/分）

3）多于窦性心动过缓、窦房传导阻滞、窦性停搏后出现又于窦性心率加快时消失，易与窦性心律形成房性融合波或干扰性心房内脱节。

4. 鉴别诊断　房性逸搏与窦房结内游走节律、非时相性房内差异传导、窦性逸搏相鉴别。

5. 临床意义　可见于正常人，也可见于器质性心脏病如高血压、心脏病、心肌梗死、风湿性心脏病等。

（七）交界性逸搏及交界性逸搏心律

1. 定义　在心室长间歇内，如期出现的交界性搏动称为交界性逸搏，连续出现 3 次或 3 次以上的交界性逸搏称为交界性逸搏心律。

2. 发生机制　窦房结或心房不能按时发放激动或窦性停搏、窦性传导阻滞、房室传导阻滞时，交界区起搏点以自身的频率被动地发放激动，其自律性强度属 2 级。

3. 诊断标准

（1）交界性逸搏（图 2-37）。

1）心室长间歇内如期出现的交界性 P^--QRS-T 波群。

2）QRS 波群大多数与窦性 QRS 波群相同，偶呈非时相性室内差异性传导而略畸形。

3）逸搏周期 1.0～1.5s。

4）心房扑动、心房颤动时，同一份心电图上有 3 个以上相等的长 R-R 周期（1.0～1.5s）且 F-R 或 f-R 不固定，提示交界性逸搏。

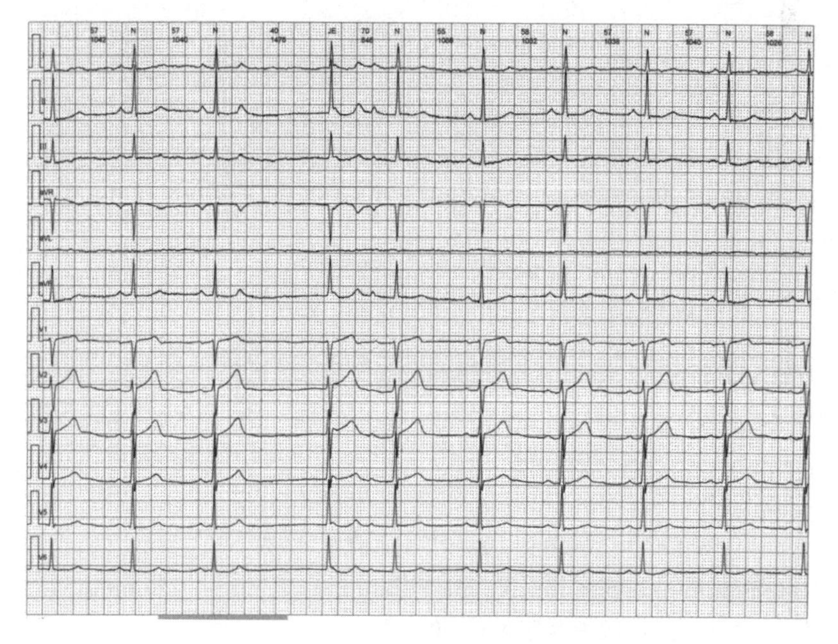

图 2-37　房性期前收缩未下传，交界性逸搏

（2）交界性逸搏心律（图 2-38）。

1）连续出现 3 次或 3 次以上的交界性逸搏。

2）频率 40～60 次/分。

3）有时窦性激动仍控制心房，交界性激动控制心室，形成房室脱节。

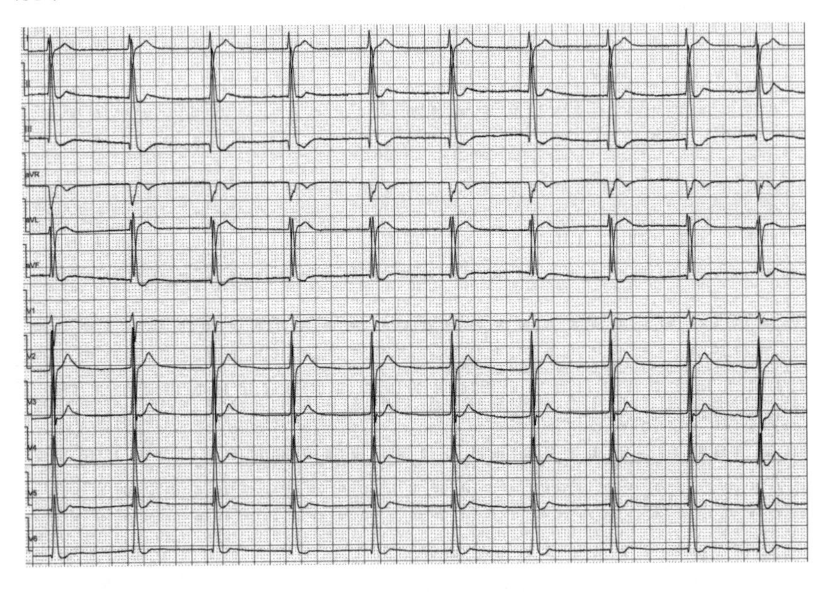

图 2-38　交界性逸搏心律

4. 鉴别诊断

（1）交界性逸搏与房性逸搏的鉴别：前者 P-R 间期＜0.12s，后者 P-R 间期≥0.12s。

（2）交界性逸搏伴非时相性室内差异传导与室性逸搏的鉴别：前者 QRS 时限≤0.10s，后者 QRS 时限≥0.11s。

5. 临床意义　交界性逸搏及其逸搏心律的出现，是心脏的生理性保护机制，其临床意义取决于病因，称原发性心律失常。

（八）室性逸搏及室性逸搏心律

1. 室性逸搏

（1）定义：延缓出现的室性搏动，逸搏周期在 1500～3000ms。

（2）诊断特征（图 2-39）。

1）延迟出现的 QRS 波群宽大畸形，其前无相关 P 波。

2）逸搏频率为 20～40 次/分。

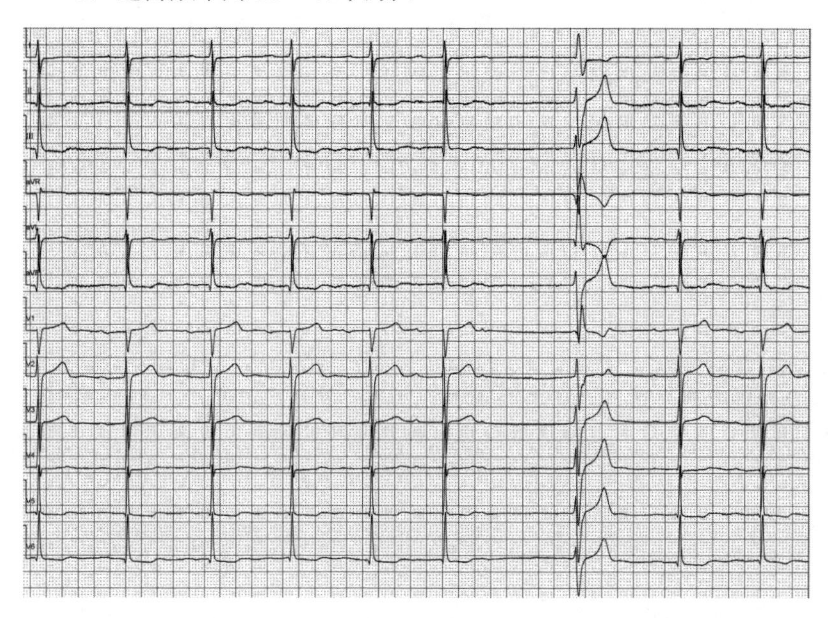

图 2-39　室性逸搏

（3）临床意义：频发的室性逸搏发生于心脏停搏的基础上，出现血流动力学障碍者应及时置入人工心脏起搏器。

2. 室性逸搏心律

（1）定义：室性逸搏连续出现 3 次以上者，称为室性逸搏心律。

（2）诊断标准（图 2-40）。

1）室性 QRS 波群出现 3 次或 3 次以上。

2）心室率为 20～40 次/分。

3）室性 QRS 波群相同，为单源性逸搏心律，室性 QRS 波形呈 2 种以上图形者为多源性逸搏心律。

（3）临床意义：室性逸搏心律见于器质性心脏病患者，室性逸搏心律与交界性逸搏心律相比，其自律性极不稳定，易诱发停搏，导致心室停搏，应及时安装心脏起搏器。

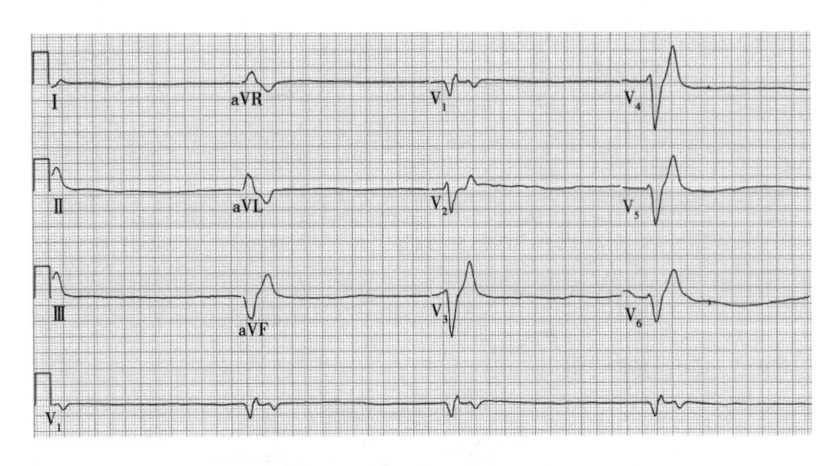

图 2-40 单源性室性逸搏心律

（九）房性心动过速

1. 定义 连续出现 3 次或 3 次以上快速的房性期前收缩，可形成阵发性持续性多源性房性心动过速。

2. 发生机制

（1）心房异位起搏点自律性增高。

（2）心房内激动折返。

（3）与触发活动有关。

3. 诊断标准

（1）阵发性房性心动过速

1）房性期前收缩连续 3 次或 3 次以上（图 2-41）。

2）P′波频率在 160～250 次/分，P′-P′有等电位线。房室传导比例可以是 1∶1、2∶1、3∶1 或 3∶2、4∶3 不等。

3）骤发骤停，可呈短阵发作，也可持续数分钟、数小时至数日。

4）可分为房内折返性心动过速与自律性房性心动过速，此两型在体表心电图上很难鉴别。房内折返性心动过速频率规则；自律性房性心动过速，频率 200 次/分以下，发作初始有频率逐渐加快的“温醒现象”。

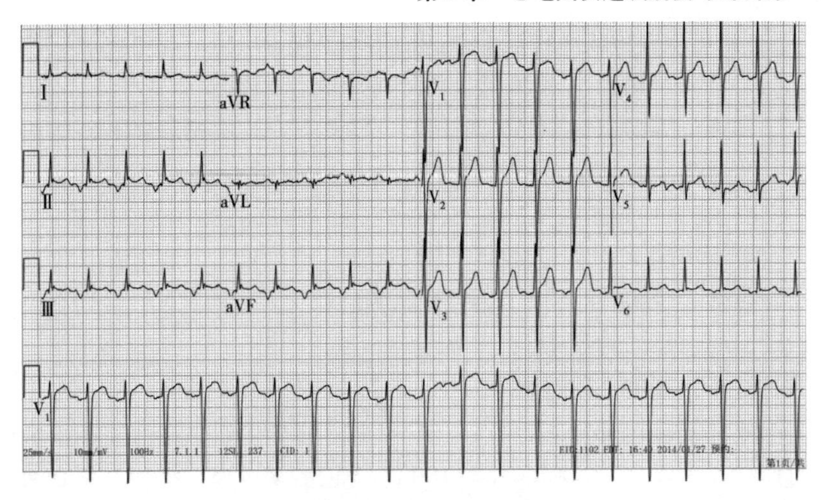

图 2-41　房性心动过速

（2）持续性房性心动过速

1）房性心动过速可持续多年。

2）频率 150～180 次/分。

3）常伴有一度及二度Ⅰ型房室传导阻滞。

（3）多源性房性心动过速（图 2-42）

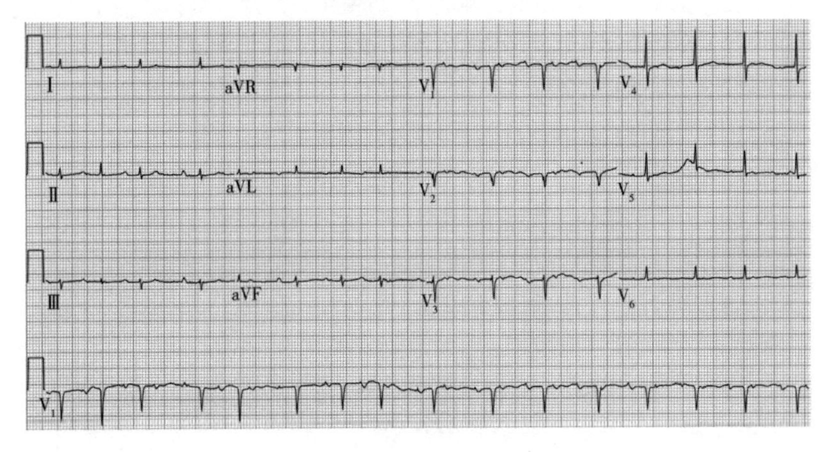

图 2-42　多源性房性心动过速

1）出现 3 种或 3 种以上形态的房性 P′波。

2）P′-P′间期、P′-R 间期、R-R 间期均不一致。

3）P′波频率 100～250 次/分，一般大于 150 次/分，P′-P′有等电位线。

4）房室传导多为 1∶1，也可出现不同程度的房室传导阻滞。

4. 临床意义　偶发的短阵房性心动过速可见于健康人，又可见于器质性心脏病，90%以上为慢性肺气肿和肺源性心脏病，且为心房颤动、心房扑动的先兆。

（十）室性心动过速

起源于希氏束分叉处以下，连续 3 个或 3 个以上（程序刺激引起连续 6 个以上），频率大于 100 次/分的心动过速，称为室性心动过速。

室性心动过速的发生率为 2.7%，约 90%的室性心动过速是由器质性心脏病引起的。常见的病因有各种类型的心绞痛、急性心肌梗死、心脏瓣膜病、心脏病，称为特发性室性心动过速。

1. 定义　心动过速的 QRS-T 波形完全相同，在同步记录的 12 导联心电图上都显示出这一特征。

2. 发生机制　单形性室性心动过速的发生大多是折返性，可被程序刺激诱发和终止，程序刺激能引起心动过速的间期重整，是折返性室性心动过速的证据。

3. 诊断标准

（1）窦性心动过速的 QRS 时限≥0.12s，在束支传导阻滞、广泛室内传导病变基础上发生的室性心动过速 QRS 时限更宽。

（2）心动过速的频率＞100 次/分，多在 150 次/分左右。

（3）常由室性期前收缩诱发，特别是成对室性期前收缩更容易诱发。

（4）单源、成对室性期前收缩 QRS-T 与室性心动过速 QRS-T 形成相同者，说明室性期前收缩与室性心动过速起源于心室内同一起搏点（图 2-43）。

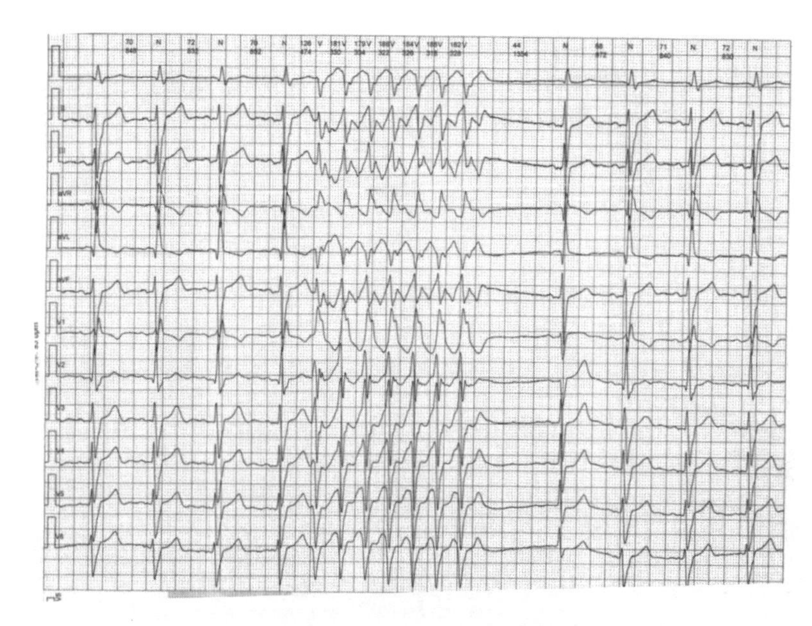

图 2-43　单形室性心动过速

4. 不同类型的室性心动过速

（1）多形室性心动过速：诊断标准如下。

1）心动过速常由 500～700ms 联律间期的室性期前收缩诱发，室性 R-R 周期可不规则，心室率 200～250 次/分。

2）心动过速的 QRS-T 波形逐渐发生改变，如有极性扭转者，列为尖端扭转性室性心动过速。

3）可自行发作，自行终止。

4）可恶化转为心室颤动。

5）基本心律的 Q-T 间期正常或延长。

（2）多源室性心动过速：见图 2-44，诊断标准如下。

1）室性心动过速由多源室性 QRS 波群组成，波形 2 种以上。

2）心室率＞100 次/分。

3）室性 R-R 间距不等，形成室性 QRS 波群时间不相同。

4）心动过速发作前后可有多源室性期前收缩及多源成对室性期

前收缩。

5）病因有陈旧性心肌梗死、心肌病、风湿性心脏病、心力衰竭、心导管检查及洋地黄中毒等。

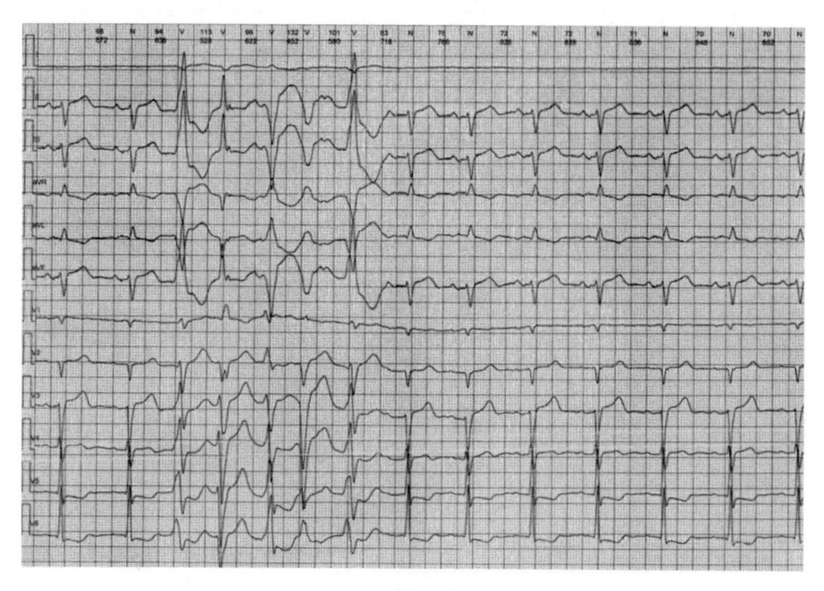

图 2-44　多源性室性过动过速

（3）特发性室性心动过速：诊断标准如下。

1）查体未见心脏异常体征。

2）常规心电图、Holter 监测、平板运动试验，除有室性期前收缩、室性心动过速，窦性 P 波、QRS 波、ST 段、T 波正常。

3）超声心动图检查正常。

4）X 线心脏三位像正常。

5）冠状动脉造影、左心室造影、心肌活检均未发现异常。

（4）分支性室性心动过速：诊断标准如下。

1）心动过速起源于右束支：QRS-T 波形呈左束支传导阻滞图形。

2）心动过速起源于左后分支：QRS-T 波形呈右束支传导阻滞图形合并显著电轴左偏。

3）心动过速起源于左前分支 QRS-T 波形呈右束支传导阻滞图形合并显著电轴右偏。

（5）扭转性室性心动过速（图 2-45）：诊断标准如下。

1）心动过速的频率在 160～280 次/分。QRS 波群宽大畸形，快速的 QRS 波群主波方向围绕基线发生方向性扭转。

2）扭转性室性心动过速由 R on T 现象室性期前收缩诱发。

3）扭转性室性心动过速发生于缓慢心律失常的基础上，如窦性心动过缓、窦房传导阻滞、房室传导阻滞、缓慢逸搏心律及心室起搏心律等。

4）Q-T 间期多有不同程度的明显延长，T 波宽大切迹，U 波振幅增大。

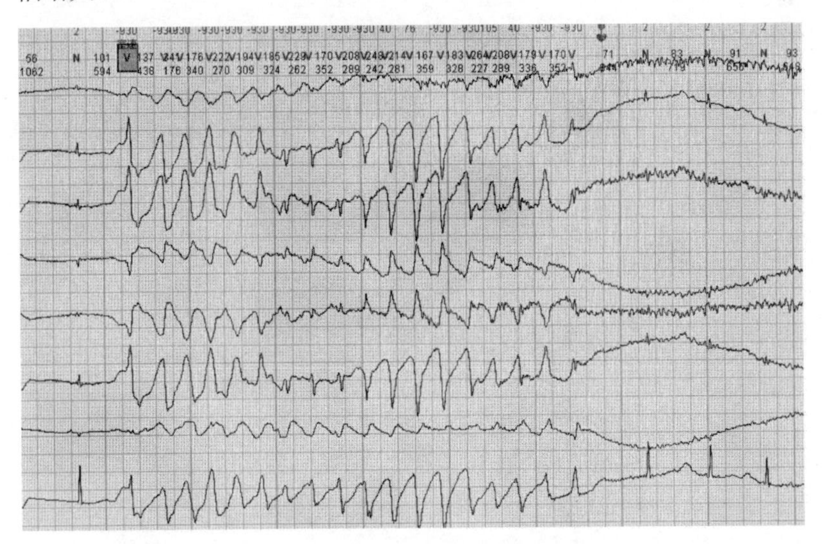

图 2-45　扭转性室性心动过速

（6）双向性心动过速：双向性室性心动过速患者的基础心律节律大多是心房颤动。其诊断标准为：发作时，QRS 主波方向交替改变，心室率在 150～250 次/分，因心室率较快，往往观察不到心房波，如能看到心房波，多为心室颤动（图 2-46）。

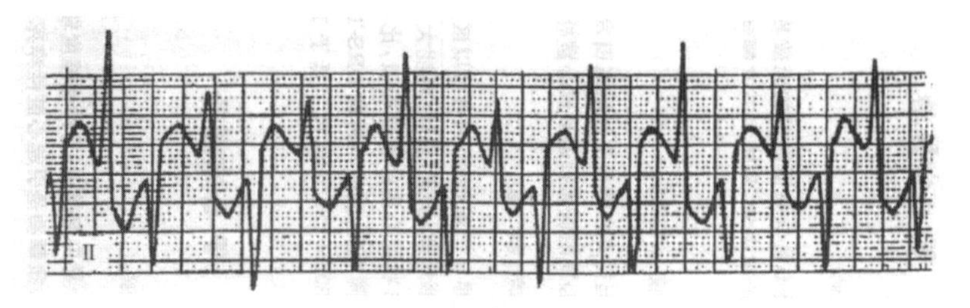

图 2-46　双向性心动过速

（十一）心房扑动

1. 定义　心房扑动是一种快速而规则的房性心律失常，它介于房性心动过速与心房颤动之间。

2. 发生机制　环形折返学说；单源快速激动学说等（图 2-47）。

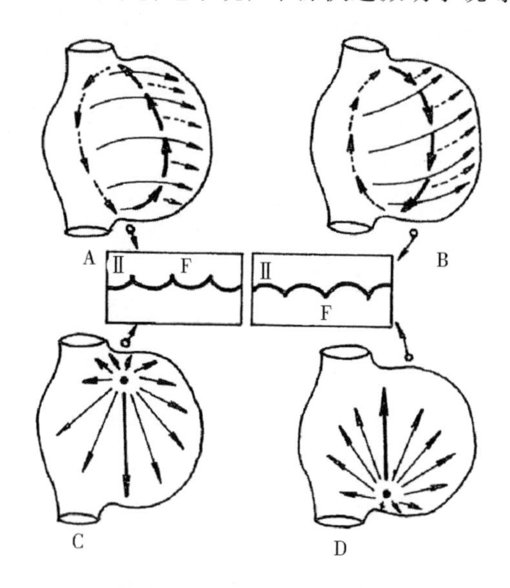

图 2-47　心房扑动发生机制

A、B 为单源性环形学说，A 的向量环由上向下，B 的向量环由下向上；C、D 为单源性快速激动形成学说，C 起搏点在房上部，D 起搏点在房下部。粗箭头代表母环沿前、后结间束下行或逆行；弯的细箭头代表子波在心房前壁部分；虚线的细箭头代表在后壁部分；长的直箭头代表 F 波综合向量

3. 诊断标准

（1）Ⅰ型心房扑动

1）窦性 P 波消失，可见到规则锯齿状的 F 波。

2）F 波频率为 250～350 次/分，F-F 之间无等电位线。

3）F 波于Ⅱ、Ⅲ、aVF 导联最清楚，且呈负向，V_1 导联显示独特的正向波峰（图 2-48）。

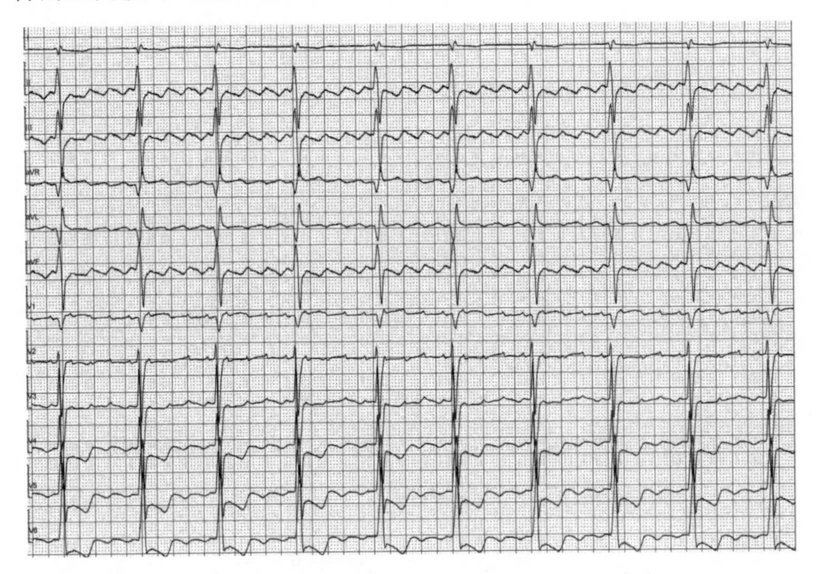

图 2-48　Ⅰ型心房扑动

4）房室传导比例可以是 1∶1、2∶1、3∶1、4∶1 或是 3∶2、4∶3、5∶4 不等的不规则传导，当传导比例为 4∶1、6∶1 甚至 8∶1 则考虑二度、高度房室传导阻滞或完全性房室传导阻滞（F-R 无关）。当房室传导比例固定时，R-R 规则，比例不同时，R-R 不规则。

5）QRS 波形态呈室上性，如伴束支传导阻滞或预激综合征或室内差异传导时可宽大畸形。

（2）Ⅱ型心房扑动：又称不典型心房扑动（图 2-49）。

1）F 波频率 350～450 次/分，F-F 之间有等电位线。

2）F 波在Ⅱ、Ⅲ、aVF 呈正向，看起来更像“P”波。

3）其余同Ⅰ型心房扑动。

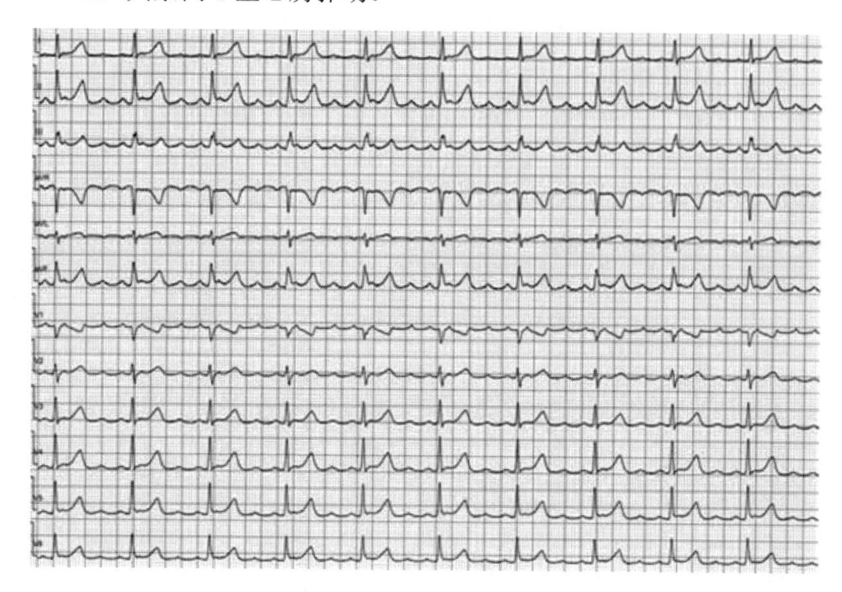

图 2-49　Ⅱ型心房扑动

（3）特殊类型的心房扑动

1）不纯性心房扑动：心电图表现为以 F 波为主的心房扑动波之间夹杂有少量的 f 波。

2）不纯性心房颤动：心电图表现为以 f 波为主的心房颤动之间夹杂有少量的 F 波。

3）心房扑动-心房颤动：心电图上 F 波与 f 波持续时间大致相等，F 波与 f 波互相转化。

4）扭转型心房扑动：F 波尖端方向沿基线进行扭转，如同扭转型室性心动过速。

5）心房扑动伴传出阻滞：传出阻滞呈文氏型时，F-F 间期逐渐缩短、突然加长，F 波脱落，周而复始，传出阻滞呈固定型时，长 F-F 为短 F-F 的倍数。

4. 鉴别诊断　心房扑动呈 1∶1 或 2∶1 下传时，应与阵发型房性心动过速相鉴别，2∶1 下传时还应与窦性心动过速相鉴别。使用按摩颈动脉窦或心房内和食管导联心电图有助于诊断。

5. 临床意义　心房扑动多见于器质性心脏病，如冠心病、风湿性心脏病、高血压等，Ⅰ型心房扑动使用射频消融术治疗成功率高，而Ⅱ型成功率低。

（十二）心房颤动

1. 定义　心房颤动是一种急速而不规则的房性快速心律失常，临床上较心房扑动多见。

2. 发生机制

（1）单源性环形折返学说（单纯性折返学说）：心房内有一大折返环，沿途发出不规则的子波。

（2）单源性多发性折返学说：心房内的多个微折返环路，发生不规则的子波。

（3）单源性快速激动形成学说：心房内某一起搏点自律性异常增高，发放激动频率极度增快达 350～1000 次/分，且节律不齐。

（4）多源性快速激动形成学说：心房内有多个起搏点快速发放激动，形成形态各异的 f 波（图 2-50）。

3. 诊断标准

（1）窦性 P 波消失，代之以大小、形态、间距不同的 f 波。

（2）f 波频率 350～600 次/分，f 波振幅在 0.05～0.50mV，f 波之间无等电位线。

（3）f 波的房室传导比例不规则，导致心室率绝对不规则，其原因为 f 波节律不齐、生理性房室干扰、隐匿性房室传导、迷走神经张力变化等（图 2-51）。

（4）QRS 波群形态多为正常，也可呈宽大畸形，见于伴有束支传导阻滞、时相性心室内差异传导及蝉联现象（连续出现 3 次以上室内差异传导的现象）、预激综合征。

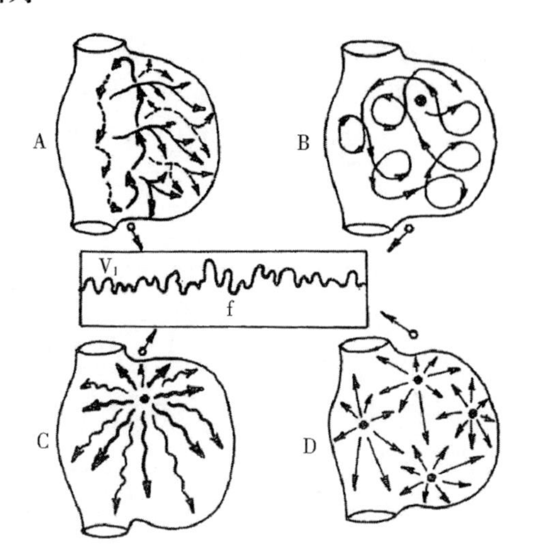

图 2-50 心房颤动 4 种发生机制

A.单源性环形学说；B.单源性多发性折返学说；C.单源性快速激动形成学说；D.多源性激动形成学说

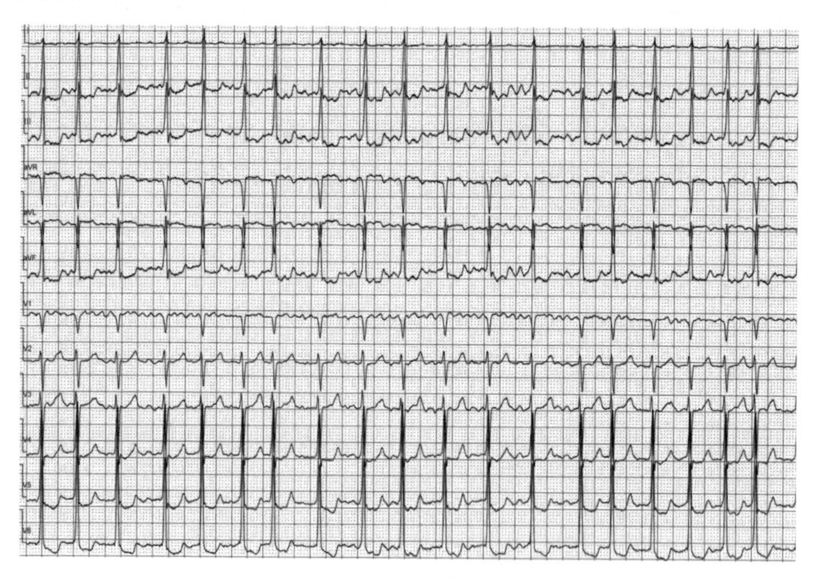

图 2-51 快速型心房颤动（心室率 187 次/分）

4. 心电图分型

（1）根据心室率分型

1）普通型心房颤动：f 波下传的心室率在 60～100 次/分，临床上多见于病程较长者，或应用洋地黄治疗的患者。

2）极速型心房颤动：f 波下传的心室率＞180 次/分，常见于预激综合征合并心房颤动，较易引起心室颤动，应及时治疗。

3）快速型心房颤动：f 波下传的心室率在 100～180 次/分，常见于突发的心房颤动，需药物控制心室率。

4）缓慢型心房颤动：f 波下传的心室率＜60 次/分，常合并有不同程度的房室传导阻滞（图 2-52）。

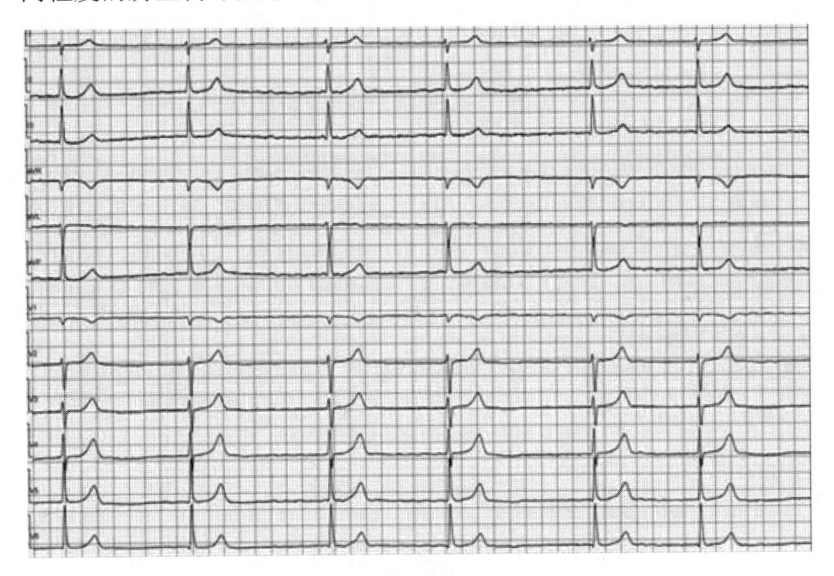

图 2-52　缓慢型心房颤动

（2）根据 f 波大小分型

1）粗波型心房颤动：f 波振幅≥0.10mV，多见于新近发生的心房颤动，心房肌病变程度较重，复律效果好。

2）细波型心房颤动：f 波振幅＜0.10 mV，多见于病程较长的慢性心房颤动，心房肌病变程度较重，复率效果差。

3）隐匿型心房颤动：体表心电图上看不到 f 波，只能根据病史和心电图上 R-R 间隔绝对不规则，来诊断心房颤动或根据食管心电图或心房内标测以揭示 f 波的存在。多见于心房肌存在严重的弥漫性病变，心房电位极其微弱。

（3）根据心房颤动发作持续时间分型

1）阵发性心房颤动：发作持续时间短者仅数秒钟，长者可数分钟、数小时至数天，其特点是反复发作，多数能自动转复，发作间期长短不一，多见于器质性心脏病，偶见于正常健康人。

2）持续性心房颤动：发作持续数天后不能自动转为窦性心律，经治疗后部分患者可转为窦性心律，若不能转复，则心房颤动永久存在，称为永久性心房颤动。

5. 合并其他的心律失常

（1）心房颤动合并室内差异性传导及蝉联现象

1）室内差异性传导：①多发生于心室率快时；②Ashman 现象，心房颤动时 R-R 间期长短不一，出现于长短周期的心搏常可发生室内差异性传导，这是由于长周期后心室的不应期延长，出现短周期的心房激动，很容易落入束支的不应期，而产生室内差异传导；③多呈右束支传导阻滞型。

2）蝉联现象：①连续 3 次或 3 次以上的室内差异性传导，这是一种常见的电生理现象；②发生于快速型心房颤动时，心室率减慢时，此现象自行消失。

（2）心房颤动合并束支传导阻滞

1）合并 3 相束支传导阻滞：心室率加快后出现束支传导阻滞图形，可分为功能性和病理性两种。①功能性 3 相束支传导阻滞、束支传导阻滞的 R-R 周期短于 Q-T 间期或 Q-U 间期；②病理性 3 相束支传导阻滞，束支传导阻滞的 R-R 周期长于 Q-U 周期。

2）合并 4 相束支传导阻滞：心室率减慢后出现的束支传导阻滞，临床上较少见。

3）合并间歇型束支传导阻滞：出现的束支传导阻滞与心室率无关。

（3）心房颤动合并室性期前收缩

1）合并单源室性期前收缩：①同一导联室性期前收缩波形相同，联律间期固定，且≤80ms；②有类代偿间歇；③频发室性期前收缩二联律多见于洋地黄过量。

2）合并多形室性期前收缩：①室性期前收缩的形态不同；②联律间期固定。

（4）心房颤动合并室性心动过速：①室性期前收缩连续 3 次或 3 次以上；②心室率在 100～200 次/分；③有类代偿间歇；④室性心动过速的 QRS 波形与单个室性期前收缩形态相同。

（5）心房颤动合并房室脱节

1）干扰性房室脱节：见于心房颤动与加速的交界性逸搏心律、加速的室性逸搏心律或阵发性交界性心动过速、阵发性室性心动过速等并存时。其特征为：①心室率规整；②QRS 波频率 60～250 次/分；③多见于洋地黄中毒。

2）阻滞性房室脱节：见于心房颤动合并交界性或室性逸搏心律，提示有二度以上房室传导阻滞（心室率＜60 次/分）。

（6）心房颤动合并二度房室传导阻滞：心房颤动时由于隐匿型传导或迷走神经张力增高可引起长 R-R 间期，因此，单靠长 R-R＞1.5s 很难确定是否伴有二度房室传导阻滞。凡具备以下条件者，可考虑合并二度房室传导阻滞：①心室率缓慢＜50 次/分；②频发的长 R-R 间期≥2.5s，且其周期相等；③出现过缓的交界性逸搏及逸搏心律或过缓的室性逸搏及逸搏心律。

（7）心房颤动合并三度房室传导阻滞：①心室率规整缓慢，频率在 60 次/分以下；②控制心室的节律为交界性逸搏心律或室性逸搏心律。

（8）心房颤动合并预激综合征：①心室率极速而不规整，频率≥180 次/分，有时可高达 240 次/分；②QRS 波呈宽大畸形，酷似室性心动过速；③可诱发心室颤动，死亡率高。

（9）心房颤动合并完全性弥漫性心房肌传导阻滞：常见于心房颤动合并高钾血症时。表现为：①f 波振幅随血钾浓度增高而减小，直至消失；②QRS 波随血钾浓度增高而逐渐增宽伴有高尖底窄的T 波。

（10）心房颤动合并局限型完全性心房内传导阻滞（心房脱节）

1）阻滞圈内出现心房颤动：f 波与 P-QRS-T 波群并存，又称心房分离伴孤立性心房颤动。

2）阻滞圈外出现心房颤动：阻滞圈内产生的独立性 P′与 f 波下传的 QRS 波群并存。

6. 鉴别诊断

（1）快速心房颤动与阵发性室上性心动过速的鉴别。

（2）心房颤动伴时相性室内差异性传导与心房颤动伴室性期前收缩的鉴别。

（3）心房颤动伴束支蝉联现象与心房颤动伴短阵室性心动过速或伴间歇预激综合征、3 相束支传导阻滞的鉴别。

（4）心房颤动伴 4 相束支传导阻滞与室性逸搏及逸搏心律的鉴别。

（5）心房颤动伴心室长间歇与心房颤动伴二度及高度房室传导阻滞的鉴别。

7. 临床意义　90%以上的心房颤动见于各种类型的心脏病，如风湿性心脏病二尖瓣病变、高血压心脏病、心肌病及冠心病，还可见于甲状腺功能亢进。另外，一些病因不明且无器质性心脏病基础的，称为特发性心房颤动。快速型、极速型心房颤动应及时控制心室率，纠正心力衰竭，用药物或电击复率；而缓慢型心房颤动伴二度以上房室传导阻滞，心室率＜40 次/分，应及时置入起搏器以防不测。

（十三）窦性停搏

1. 定义　窦房结在解除频率抑制的作用下，在一定时间内仍不能形成并发放激动，引起窦性 P 波丧失，称为窦性停搏。

2. 发生机制　窦房结自律性丧失，自律性强度属 0 级。

3. 诊断标准

（1）短暂窦性停搏：窦性停搏引起的长 P-P 间歇，不是窦性 P-P 周期的整数倍数（图 2-53）。窦性停搏引起的长的窦性 P-P 间歇互不相等。

（2）较久性窦性停搏：窦性停搏时间超过 8s。

（3）永久性窦性停搏：全部心电图上包括动态心电图均不见窦性 P 波。

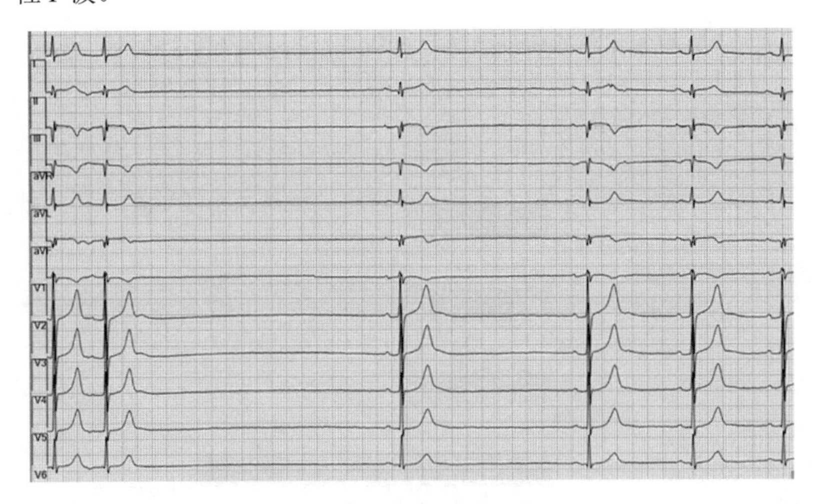

图 2-53　窦性停搏（最长停搏 3.95s）

4. 临床意义　短暂窦性停搏仅有头晕、目眩等症状。较久性窦性停搏不伴有逸搏心律者，发生晕厥，甚至猝死。永久性窦性停搏继发的心律失常有逸搏心律和起搏心律。无逸搏心律及起搏心律者，必然死亡。

如伴有逆行窦房结传导的各种类型的期前收缩、心动过速、心房扑动或心房颤动突然终止后也可出现窦性停搏，是病态窦房结综合征的心电图表现。

迷走神经张力增高或颈动脉窦过敏者，可以发生偶发的短暂窦性停搏。较久性和永久性窦性停搏见于冠心病，特别是急性心肌梗死、急性心肌炎、心肌病、病态窦房结综合征、各种疾病晚期表现出的濒死性窦性逸搏。

严重窦性停搏应及早置入永久型人工心脏起搏器。

三、心脏传导异常的快速研判

（一）一度房室传导阻滞

1. 定义　所有的心房激动均能下传心室，但房室传导时间延长。

2. 发生机制

（1）房室交界区相对不应期延长。

（2）阻滞部位可以在心房内、房室结、希氏束或双束支水平，但多在房室结（图 2-54）。

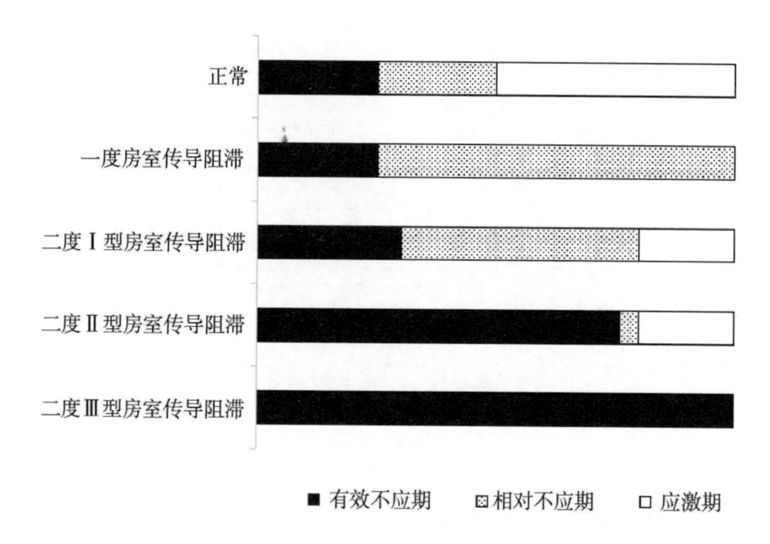

图 2-54　传导阻滞水平

3. 诊断标准　见图 2-55。

（1）P-R 间期≥0.21s，14 岁儿童≥0.18s。

（2）P-R 间期高于心率范围允许的最高值。

（3）在心率无明显变化时，P-R 间期动态变化＞0.04s.

（4）根据异常 P-R 间期的变化情况，可分为 3 型。

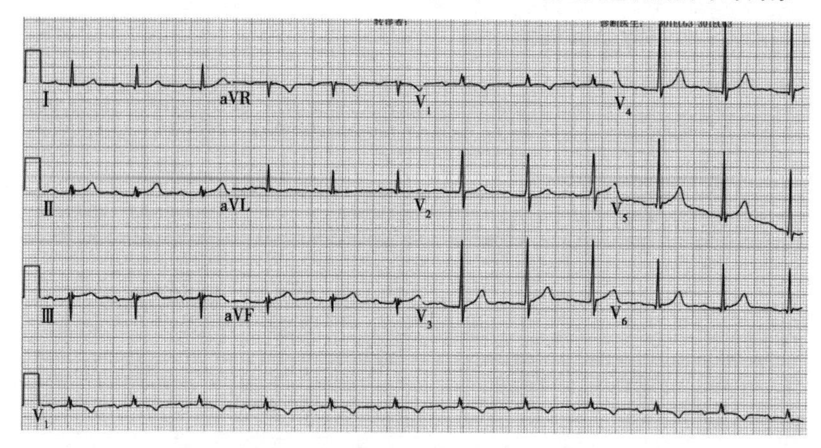

图 2-55　一度房室传导阻滞（P-R 间期为 0.26s）

4. 分型及诊断标准

（1）一度Ⅰ型房室传导阻滞

1）P-R 间期逐搏延长，突然缩短，再延长的周期性改变，无心室漏搏。可与房室结双径路 P-R 间期长短变化相鉴别（突发性显著性）。

2）P-R 间期的变化与心室率变化无关，可与 3 相或 4 相变化相性一度房室传导阻滞相鉴别。

（2）一度Ⅱ型房室传导阻滞

1）P-R 间期固定延长，无心室漏搏。

2）心率快时，P 波埋藏于 T 波内，需要仔细辨认，应与交界性心动过速相鉴别。

（3）一度Ⅲ型房室传导阻滞：延长的 P-R 间期长短不一，变化无常，多与迷走神经张力不稳定有关。应与窦房结内游走性心律、房室结双径路［突发性、显著性（差别≥0.06s）］相鉴别。

5. 临床意义　多发生在器质性心脏病、药物中毒、电解质紊乱等，偶可见于正常人。与迷走神经张力增高及老年人房室传导系退行性病变有关。一般阻滞部位发生于房内或房室结内预后良好，而发生在希氏束或束支水平常可发展为高度房室传导阻滞。

（二）二度房室传导阻滞

1. 定义　一系列室上性激动部分呈现房室传导延缓（P-R 间期延长），部分发生阻滞传导中断而呈现心室漏搏者，统称为二度房室传导阻滞。

2. 发生机制

（1）二度Ⅰ型房室传导阻滞

1）房室交界区的相对不应期和绝对不应期均延长，以相对不应期为主。

2）递减性传导，在房室传导系统激动传导速度逐渐减慢，直到传导中断。

3）阻滞部位可发生在心房、房室结、希氏束或双束支水平，多在房室结（图 2-56，图 2-57）。

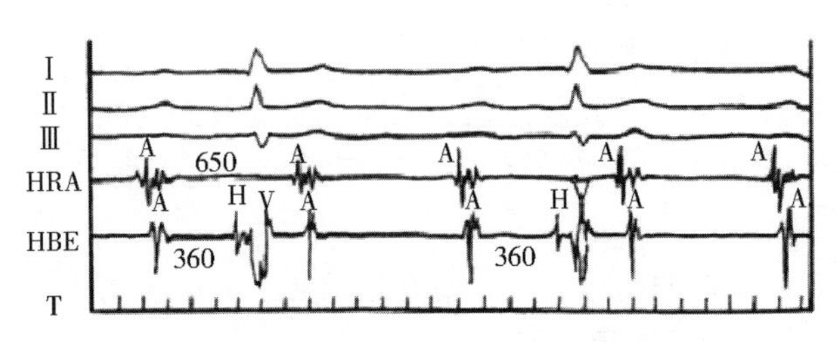

图 2-56　二度Ⅰ型房室传导阻滞（房室结内阻滞）

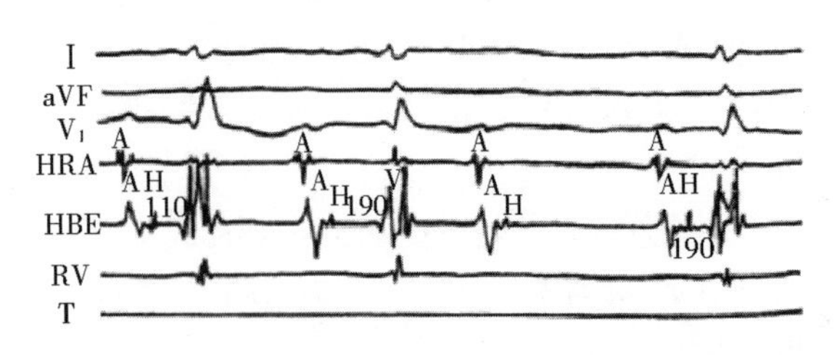

图 2-57　二度Ⅰ型房室传导阻滞（希氏束远端阻滞）

图中 A-H 间期正常，而 H-V 间期逐渐延长并阻滞，H-V 由 110ms→190ms→第三个 A-H 后阻滞，无心室波

（2）二度Ⅱ型房室传导阻滞

1）房室交界区的相对不应期和绝对不应期均延长，以绝对不应

期为主。

2）阻滞部位 80%在希氏束水平以下（图 2-58）。

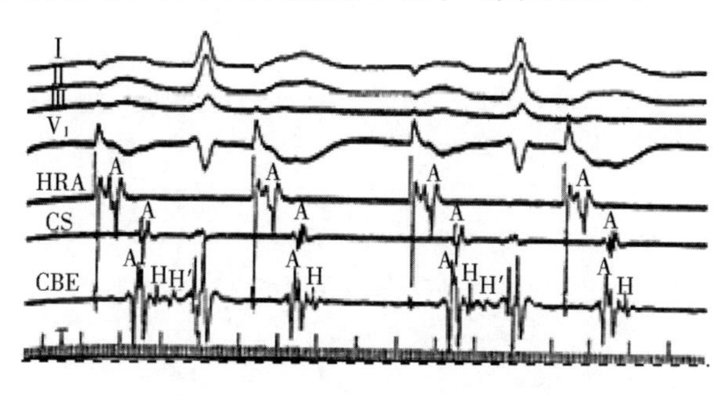

图 2-58　2∶1 希氏束内传导阻滞

3. 诊断标准

（1）二度Ⅰ型房室传导阻滞（莫氏Ⅰ氏型或文氏型）

1）窦性 P-P 间期基本规则。

2）P-R 间期逐搏延长后继以一次 QRS 波脱落。

3）P-R 间期增量逐搏递减，R-R 间期逐波缩短后继以一次长 R-R 间歇，即呈现“渐短突长”的特征。

4）长 R-R 间期小于最短窦性周期的 2 倍。

5）长 R-R 间期后的第一个 P-R 间期最短，第一个 R-R 间期大于长 R-R 间期前的一个 R-R 间期。

6）不典型的二度Ⅱ型房室传导阻滞，可以以房性期前收缩或心房回波结束一次文氏周期。

7）房室传导比例可以不同，3∶2.4∶3.5∶4.6∶5 或 2∶1，当 2∶1 下传时，P-R 间期延长和 QRS 波不伴束支传导阻滞，是Ⅰ型房室传导阻滞的特点（图 2-59）。

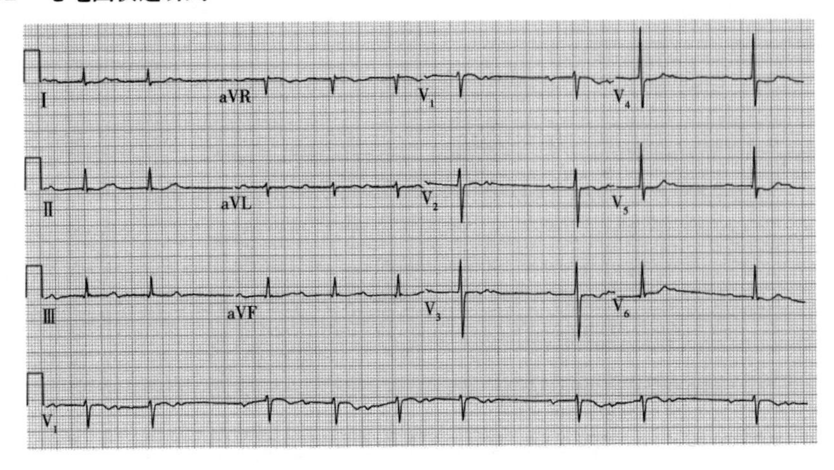

图 2-59 二度Ⅰ型房室传导阻滞

（2）二度Ⅱ型房室传导阻滞（图 2-60）

1）P-P 间期规则，部分 P 波后无 QRS 波，房室传导比例 3∶2、4∶3 或 2∶1、3∶1 不等，当 2∶1 下传时，R-R 间期正常和 QRS 波呈束支传导阻滞，是Ⅱ型的特点。

2）P-R 间期固定，QRS 波群呈室上性，宽大畸形，常提示阻滞部位在束支或分支水平。

3）一般将 2∶1 以上的房室传导阻滞，称为高度房室传导阻滞，如绝大部分 P 波未下传，仅偶有心室夺获，则称为几乎完全性房室传导阻滞。

4. 鉴别诊断　二度Ⅰ型房室传导阻滞应与显性房室结内双径路合并干扰性呈伪性文氏周期相鉴别，二度Ⅱ型应与隐匿型交界性期前收缩致伪性二度房室阻滞相鉴别。

5. 临床意义　二度Ⅰ型房室传导阻滞，可见于正常人多发生在夜间睡眠时为迷走神经张力过高所致，也可见于风湿性心肌炎、下壁心肌梗死等，病变多在房室结内，预后较好，而二度房室传导阻滞多为病理性，见于前壁心肌梗死、心肌病等，病变多在房室结远侧，易发展为三度房室传导阻滞，常需行人工起搏治疗。

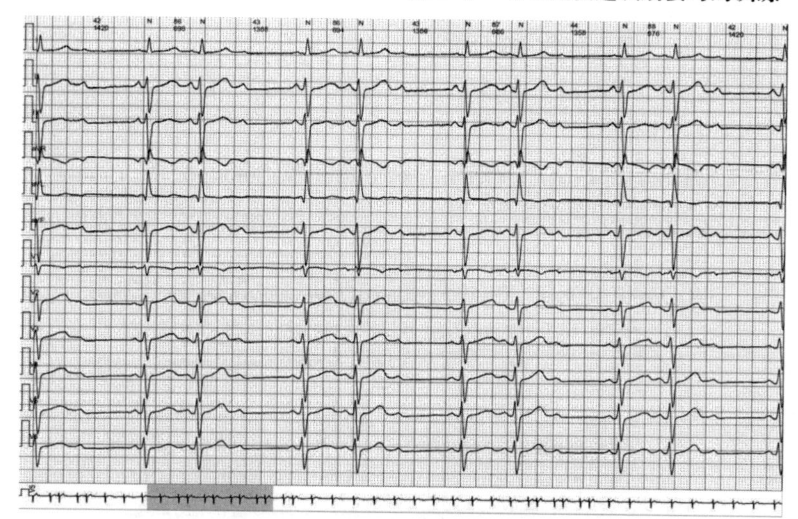

图 2-60　二度 II 型房室传导阻滞

（三）高度房室传导阻滞

在同一份心电图上，50%以上的 P 波因阻滞未下传心室者，为高度房室传导阻滞，心房扑动或心房颤动时出现频率较慢的交界性逸搏心律或室性逸搏心律，提示合并高度房室传导阻滞（图 2-61）。

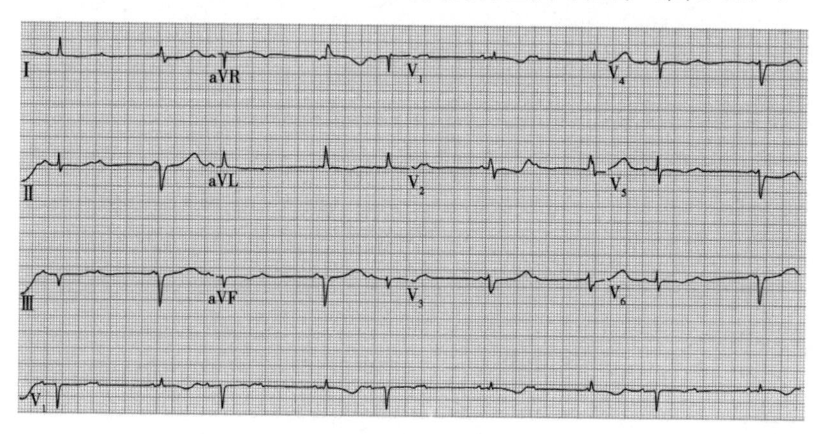

图 2-61　高度房室传导阻滞

（四）三度房室传导阻滞

1. 定义　全部的室上性激动均不能下传心室。

2. 发生机制

（1）房室交界区不应期延长并占据了整个心动周期。

（2）阻滞部位可在房室结内，也可在房室结远端（图 2-62）。

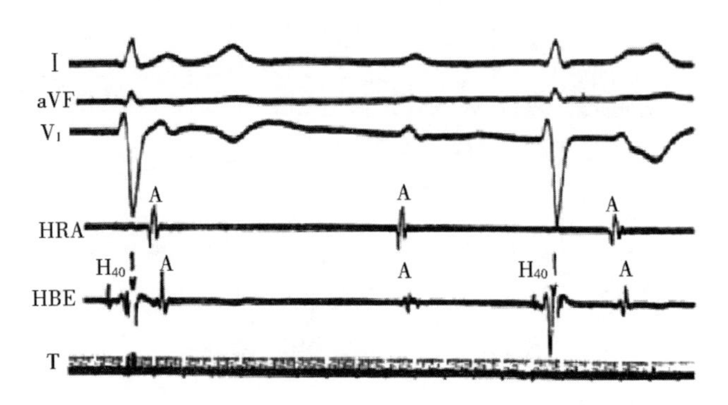

图 2-62　三度房室传导阻滞（房室结内阻滞）

全部 A 波不能下传，A 后无 H 波，而 V 波前有 H，H-V 固定为 40ms，V 波不宽。该图为一例 17 岁的男性患者，无症状

3. 诊断标准（图 2-63）

（1）P-P 间期规则，R-R 间期多数也规则，P 波与 QRS 波无关，P 波频率大于 QRS 波频率，呈完全性房室脱节。

（2）心房由窦房结或心房起搏点控制，心室由交界区或心室异位起搏点所控制，当阻滞发生在房室结或希氏束上端，则 QRS 波形态正常，频率 40～60 次/分为交界性逸搏心律。如阻滞发生在希氏束下端或束支水平，则 QRS 波呈宽大畸形，频率在 20～40 次/分，为室性逸搏心律。

4. 鉴别诊断　三度房室传导阻滞应与完全性干扰房室脱节相鉴别。

5. 临床意义　三度房室传导阻滞伴缓慢的室性逸搏心律是安装人工起搏器的指征。

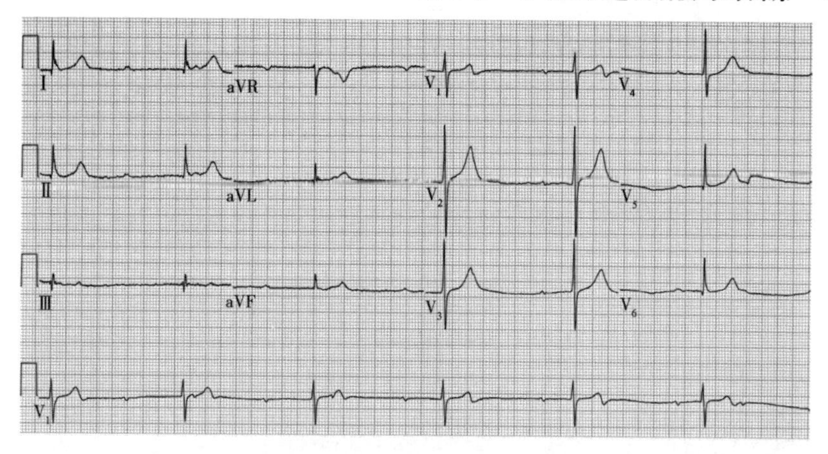

图 2-63　三度房室传导阻滞

（五）右束支传导阻滞

1. 定义　发生于右束支的传导障碍，引起特征性的心电图改变，称为右束支传导阻滞。

2. 发生机制　室上性激动均受阻于右束支者，称为完全性右束支传导阻滞。其发生机制为：①右束支传导速度显著减慢，左、右传导时差＞0.25～0.40s 以上时，即表现出不完全性与完全性右束支传导阻滞；②右束支绝对不应期异常延长，每次室上性激动均落在了右束支的绝对不应期而使传导中断；③右束支连续性中断，心脏手术切断了右束支，造成永久性右束支传导阻滞。

右束支传导阻滞，激动沿左束支下传，室间隔左心室面开始除极，最后激动沿着普通右心室肌缓慢除极，因为方向相反的向量抵消，产生较大的朝向右前的终末向量，V_1 导联形成 rsR′波，V_5、V_6 导联产生宽钝 S 波。

3. 诊断标准

（1）完全性右束支传导阻滞：典型的完全性右束支传导阻滞心电图具有以下特征。

1）QRS 时限≥0.12s，多在 0.12～0.14s，大于 0.16s 者，提示有严重的心肌病变。

2）QRS 终末部分有宽钝。V_1 呈 rsR′型，R′宽大。V_5、V_6 呈 qrS 或 Rs 型，S 波宽钝，Ⅰ、aVL 图形多与 V_5、V_6 相似，aVR 呈 qR 或 rsR′型。Ⅱ、aVL 导联的变化不像Ⅰ导联那样具有特征性。

3）QRS 电轴正常。

4）V_1、V_2 导联 ST 段轻度下降伴 T 波倒置或双向，右束支传导阻滞可是间歇性、阵发性或永久性（图 2-64，图 2-65）。

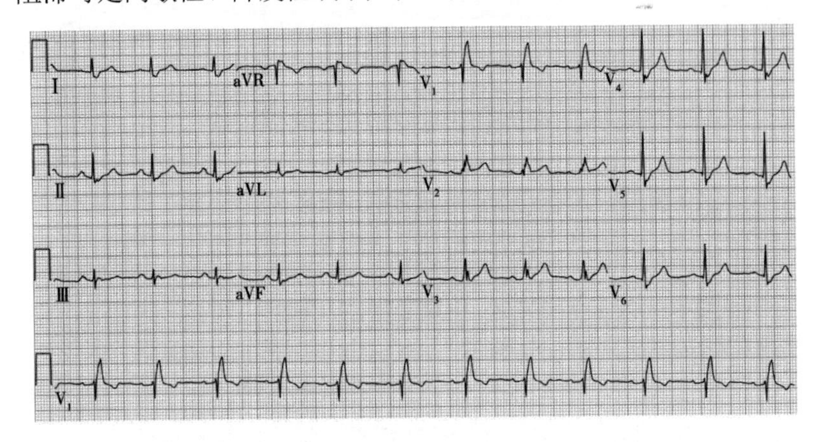

图 2-64　完全性右束支传导阻滞

QRS 时限 0.148s，V_1 导联呈 rsR′型，Ⅰ、aVL、V_4～V_6 导联 S 波宽钝

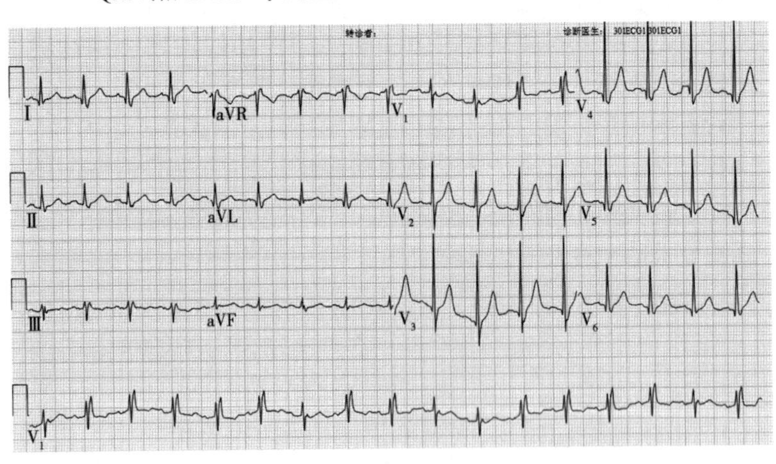

图 2-65　间歇型完全性右束支传导阻滞

（2）不完全性右束支传导阻滞

1）QRS 时限 0.09～0.11s。

2）其余条件同完全性右束支传导阻滞（图 2-66）。

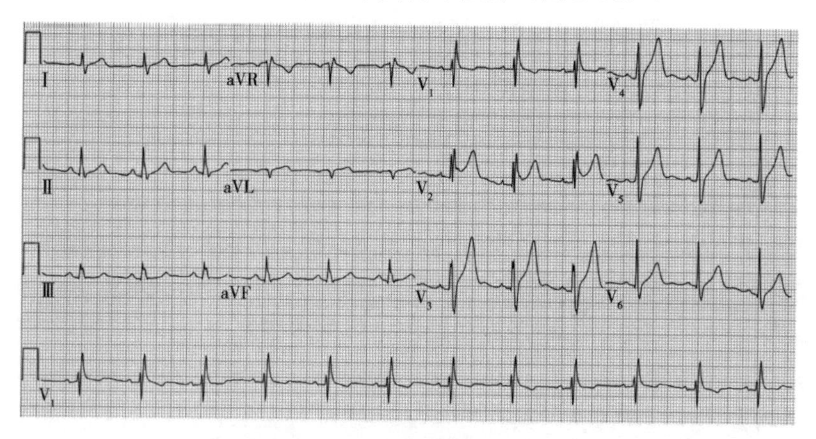

图 2-66　不完全性右束支传导阻滞

QRS 时限 0.11s，V_1 导联呈 rsR′型，Ⅰ、aVL、V_4～V_6 导联 S 波宽钝

4. 右束支传导阻滞波形的变异

（1）V_1 导联 R 型：右束支传导阻滞的 QRS 起始向量至终末向量均向前时，投影在 V_1 导联轴正侧，出现单向 R 波。其他导联仍呈右束支传导阻滞。见于合并右心室肥厚、A 型预激综合征等。

（2）V_1 导联 RR′型：合并后壁心肌梗死时，V_1 呈 RR′型。部分患者无右束支传导阻滞时，V_1 导联 RS 型，发生右束支传导阻滞以后，变成 RsR′及 RR′型。

（3）V_1 导联 qR 型：合并前间壁、前壁心肌梗死时，V_1 或 V_2 甚至 V_3 导联均呈 qR、QR、Qr 型。

（4）V_2 导联 rsR′型：V_1 呈 rS 型，见于右位心合并右束支传导阻滞。

（5）V_1 导联 RS 型：V_{3R} 呈 rsR′型，见于逆钟向转位等。

5. 临床意义

（1）一些正常人可有完全性与不完全性右束支传导阻滞。

（2）右侧心脏受累的疾病可引起完全性右束支传导阻滞，如房间隔缺损、慢性肺部疾病伴有肺动脉高压、肺动脉狭窄或肺栓塞。

（3）传导系统慢性退行性改变。

（4）心肌缺血：急性心肌梗死并发右束支传导阻滞预后不良。

（六）左束支传导阻滞

1. 定义　发生于左束支的传导障碍，引起特征性心电图改变，称为左束支传导阻滞。

2. 发生机制　左束支绝对不应期病理性持续性延长或左束支断裂时，室上性激动沿右束支下传，使室间隔右侧面及右心室先除极，前者向量指向左，后者指向右前。由于右心室壁较薄，QRS 综合向量指向左前或左后。随后激动通过室间隔传向左心室。在左心室壁内迂回而缓慢传导，左心室除极时间明显延长，最大 QRS 向量指向左后方。在极面改变最具有特征性：QRS 环呈狭长型，如不合并其他束支传导障碍及心肌梗死，其起始 0.01～0.02s 向量指向左方，多向前，呈逆钟向运转，0.03s 向量转为顺钟向运行。最大 QRS 向量指向-45°～-80°。QRS 环宽时间大于 0.12s 以上。投影在心前导联上，V_1、V_2呈 rS 或 QS 型，V_5、V_6呈单向宽钝 R 波。在额面，因空间 QRS 环与额面接近垂直，环体较小，最大向量多在+30°～-30°，反映在肢体导联上 QRS 时限增宽，电轴正常轻度左偏。

3. 诊断标准

（1）典型的完全性左束支传导阻滞（图 2-67，图 2-68）

1）QRS 时限≥0.12s，多在 0.14s 左右。

2）V_1、V_2导联呈 rS 或 QS 型，V_5、V_6呈平顶，宽钝、切迹的 R 波。I、aVL 波形与 V_5、V_6相似。

3）V_1～V_3导联 ST 段抬高 0.10～0.30mV，V_4～V_6、I、aVL 导联 ST 下降 0.10～0.20mV。

4）V_1～V_3导联的 T 波直立，V_5、V_6、I、aVL 导联的 T 波双向或倒置。

5）P-R 间期轻度延长。

6）室壁激动时间延长≥0.05s。

7）Q-T 间期正常或延长。

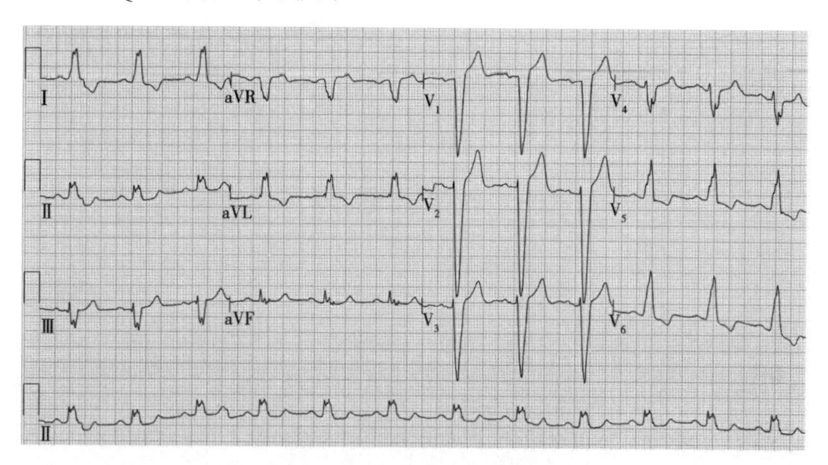

图 2-67　完全性左束支传导阻滞

P-R 间期 0.13s，QRS 时限 0.13s，I、V_5、V_6 呈宽钝、切迹的 R 波

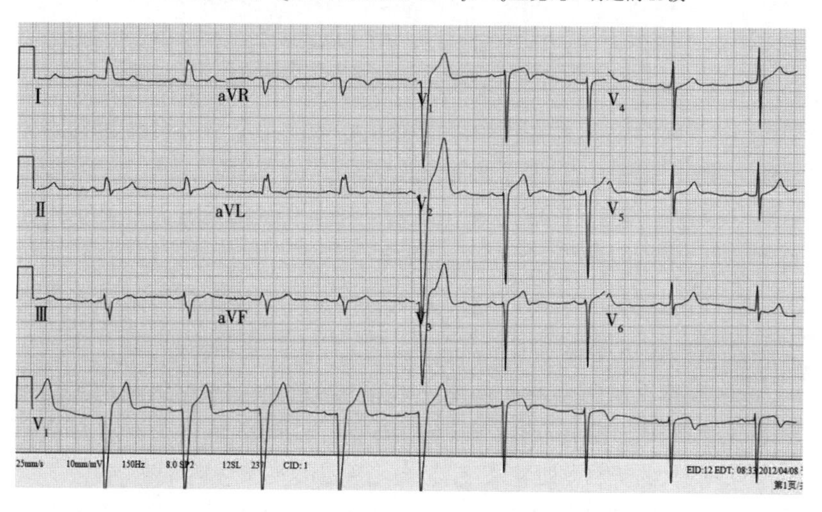

图 2-68　间歇型完全性左束支传导阻滞

（2）不完全性左束支传导阻滞（图 2-69）

1）QRS 时限 0.09～0.11s。

2）I、V_5、V_6 导联既无 q 波，又无 s 波，呈单向 R 波。

3）有轻度继发性 ST-T 改变。

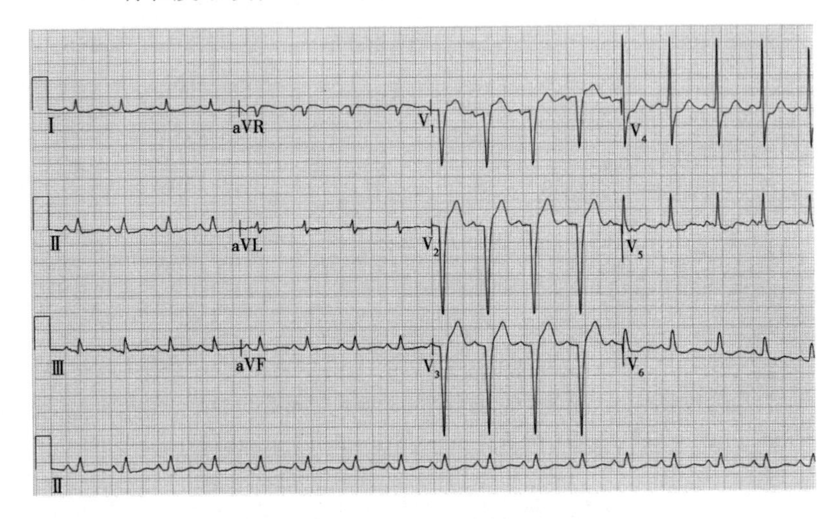

图 2-69　不完全性左束支传导阻滞

（3）完全性左束支传导阻滞合并显著电轴左偏：约有 35%的完全性左束支阻滞合并显著电轴左偏-45°～-90°。Ⅰ、aVL、V_4～V_6 呈单向 R 波。Ⅱ、Ⅲ、aVF 呈 rS 型，SⅢ＞SaVF＞SⅡ。左束支传导阻滞合并显著电轴左偏的机制尚未完全阐明。有以下几种解释。

1）Rosenbaum 认为，约有 10%的完全性左束支传导阻滞本身可引起显著电轴左偏达-60°左右。

2）左束支传导阻滞时，激动沿右束支下传，当右束支支配心尖部最先除极时，也可产生显著电轴左偏。支持的依据是，右心室心尖部起搏时常产生类似左束支传导阻滞图形及显著电轴左偏。

3）一度左束支主干传导阻滞合并左前分支传导阻滞：心电图上先有左前分支传导阻滞，以后发展成为完全性左束支传导阻滞。或先有不完全性左束支传导阻滞，发展成为完全性左束支传导阻滞时，

QRS 电轴显著左偏。

4）左前分支传导阻滞合并左后分支传导阻滞：左前分支传导阻滞程度重，左后分支传导阻滞程度轻。可先有左前分支传导阻滞及左后分支传导阻滞，以后发展成完全性左束支传导阻滞合并显著电轴左偏。

5）左束支传导阻滞伴左心室壁传导阻滞：先有左前分支传导阻滞，以后出现电轴左偏。

6）左前分支传导阻滞以下的室内传导阻滞：先有不定型室内传导阻滞，以后出现显著电轴左偏。

（4）完全性左束支阻滞合并左心室肥大：左束支传导阻滞时，心室除极从右侧室间隔、右心室游离壁开始，而后通过室间隔从右向左除极。合并左心室肥大，由于心室除极顺序异常，导致 QRS 向量环幅度与方向均发生变化。Klein 等提出左束支传导阻滞合并左心室肥大时，运用 $S_{V2}+R_{V5}>4.5mV$，诊断左心室肥大的敏感性 86%，特异性 100%。此外，亦有学者提出左束支传导阻滞合并 $S_{V3}>2.7mV$，$S_{V3}+R_{V6}>4.3mV$，$S_{V3}>S_{V2}$，$R_{V6}>R_{V5}$ 往往提示合并左心室肥大。

（5）频率依赖型完全性左束支传导阻滞

1）3 相左束支传导阻滞：心率加快时出现，心率减慢后消失。

2）4 相左束支传导阻滞：心率减慢时出现，心率转为正常或加快后消失。

3）与频率变化无关的左束支传导阻滞的隐现，与心率变化无关。

4. 鉴别诊断

（1）左束支传导阻滞与左心室肥厚的鉴别：见表 2-10。

表 2-10　左束支传导阻滞与左心室肥厚的鉴别

鉴别要点	左束支传导阻滞	左心室肥大
V_5、V_6、I 的 q 波	无	有
V_5、V_{6R}	＜2.5mV 明显切迹	≥2.5mV，无切迹
V_5、V_6、I 的 s 波	无	有
左心室壁激动时间	＞0.05s，常在 0.08 以上	＞0.05s，多小于 0.08s
QRS 时限	≥0.12s	＜0.11s

（2）完全性左束支传导阻滞与 B 型预激综合征的鉴别：见表 2-11。

5. 临床意义 左束支传导阻滞的病因有冠心病、扩张型心肌病传导系统退行性变等。患者合并有左心室肥大。

表 2-11 完全性左束支传导阻滞与 B 型预激综合征的鉴别

鉴别要点	左束支传导阻滞	B 型预激综合征
P-R 间期	正常或延长	＜0.12s 或正常
QRS 时限	QRS 时限＞0.12s，多在 0.14s 左右	＞0.12s，多在 0.14s 以上
预激波	无	有
V_5、V_6 的 s 波	无	可有
P-J 间期	正常或延长	短，正常或略延长
病因	冠心病、高血压、扩张型心肌病	常有阵发性心动过速史

（七）左前分支传导阻滞

1. 定义 发生在左前分支的传导阻碍，引起特征性心电图改变称为左前分支传导阻滞。

在左束支三分支传导系统中，以左前分支传导阻滞最多见。原因是左前分支细长，位于压力较高的血液流出道易遭受损伤，有单一的血管供血易受到缺血性损害，不应期较长易发生传导缓慢等有关。

2. 发生机制 左前分支阻滞时，激动沿着左、右分支及中隔支向前传导，然后，再通过浦肯野纤维网激动左前分支支配的心室间隔的前中部，左心室前壁及心尖部，最大 QRS 向量环指向左上方，出现显著电轴左偏，特征性的改变反映在两面上，QRS 环体增大位于左上方，呈逆钟向运行。起始向量向下偏右，下壁导联产生 r 波。aVL 导联产生 q 波，左前分支分布的区域呈 qR 型，因无方向相反的向量抵消，产生较大的朝向左上的向量，下壁导联有深的 S 波，I、aVL 导联呈 qR 型（图 2-70）。

3. 诊断标准

（1）典型左前分支传导阻滞

1）心电轴显著左偏：额面电轴显著左偏-45°～-90°，多在-60°

左右。

2）QRS 波形改变：起始 QRS 向量向下＜90°，Ⅰ导联可无 q 波；＞90°时，aVL 导联不应有深的 S 波，如果呈 rS 型，QRS 电轴必然＞-90°，属于 SⅠ、SⅡ、SⅢ综合征。Ⅱ、Ⅲ、aVF 呈 rS 型，电轴指向-60°左右，SⅢ最深，SⅢ＞SⅡ。RaVL＞RⅠ、aVR。典型的左前分支传导阻滞，V_1～V_6 导联 R 波减少，有时 V_1、V_2 导联出现 q 波，呈 qrS。V_3～V_6 导联 s 波增深呈 RS 型。

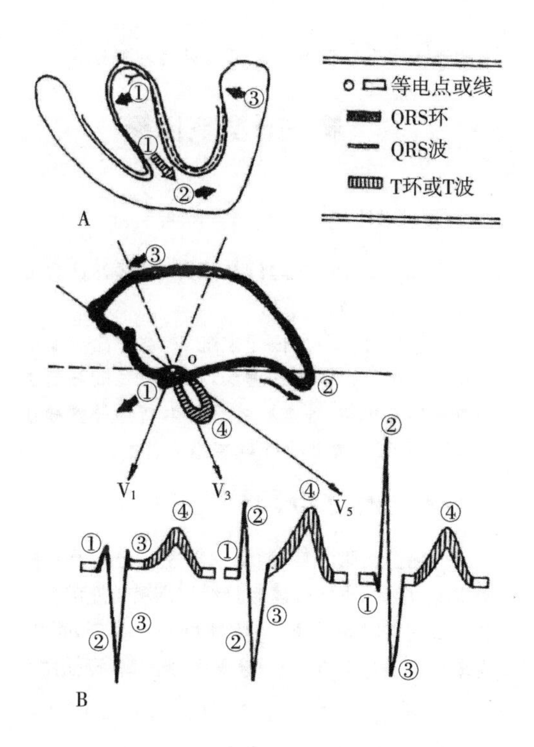

图 2-70　左前分支传导阻滞的心向量投影形成和心电图特征

A.心室除极及复极程序和方向；B.向量环及其投影

3）QRS 时限：正常或轻度延长＜0.11s（图 2-71）。

（2）左前分支传导阻滞合并顺钟向转位（Ⅱ型左前分支传导阻滞）：除具有左前分支传导阻滞的某些特征外，Ⅰ导联 S 波增深，

Ⅱ导联 Q 波增深，V_4～V_6导联 RS 或 rS 型，此型见于矮胖体型。

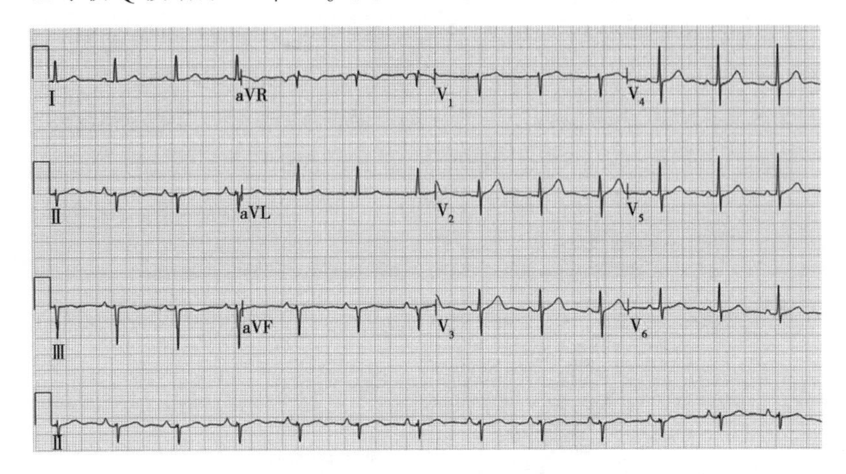

图 2-71　左前分支传导阻滞

男，33 岁，QRS 波群电轴-67°，aVL 导联呈 qR 型，RaVL＞RI

（3）左前分支传导阻滞合并下壁心肌梗死：出现下列情况之一时，提示左前分支传导阻滞合并下壁心肌梗死。①先有下壁心肌梗死，Ⅲ导联呈 QS 型，aVF 导联呈 QR 型，Ⅱ导联呈 qR 型，发生左前分支传导阻滞后，Ⅲ导联 QS 波导联增深，电轴左偏的程度加重，Ⅱ、aVF 导联可转为 QS 型，或Ⅱ导联转为 rS 型。②先有左前分支传导阻滞，发生下壁心肌梗死以后Ⅱ、Ⅲ、aVF 导联 r 波消失，转为 QS 型。③下壁心肌梗死伴间歇性 QRS 电轴显著左偏。④左前分支传导阻滞掩盖了下壁心肌梗死，Ⅱ、Ⅲ、aVF 导联原为心肌梗死性 QS、Qr、qR 或 qr 波，发生左前分支传导阻滞以后转 rS 型，下壁心肌梗死的 Q 波被掩盖。在急性期，Ⅱ、Ⅲ、aVF 导联出现急性心肌梗死的 ST-T 演变规律。对应导联 I、aVL、V_2～V_4导联的 ST 段显著下降。⑤下壁心肌梗死掩盖左前分支阻滞。⑥Ⅱ、Ⅲ、aVF 导联呈 qrS 型，q 波与下壁心肌梗死有关。

（4）左前分支传导阻滞合并右心室肥厚

1）重度左前分支传导阻滞合并轻度右心室肥厚，心电图显示左前分支传导阻滞，右心室肥厚的特征被掩盖。

2）重度左前分支传导阻滞合并重度右心室肥厚，肢体导联左前分支传导阻滞图形，胸导联呈右心室肥厚图形。

3）轻度左前分支阻滞合并重度右心室肥厚，胸导联右心室肥厚图形，肢体导联电轴右偏，有显著的电轴右偏。

4. 鉴别诊断

（1）左前分支传导阻滞与左心室肥厚的鉴别：见表 2-12。

表 2-12　左前分支传导阻滞与左心室肥厚的鉴别

鉴别要点	左前分支传导阻滞	左心室肥厚
QRS 电轴	−30º～−90º	负值＜−30º
Ⅱ、aVF 导联	呈 rS 型	Ⅱ呈 RS 或 Rs 型
QRS 形态		
RV_5、V_6	＜2.5mV	＞2.5mV
左心室肥厚的证据	无	有

（2）左前分支传导阻滞与单纯的电轴左偏的鉴别：肥胖型与孕妇及少数正常人电轴左偏，但 QRS 电轴负值＜−30º，胸导联无顺钟向转位图形，无器质性心脏病证据。

（3）左前分支传导阻滞与假性电轴左偏的鉴别：见表 2-13。

表 2-13　左前分支传导阻滞与假性电轴左偏的鉴别

鉴别要点	左前分支传导阻滞	假性电轴左偏
QRS 电轴	−30º～−90º	−90º 以上
SⅠ、SⅡ、SⅢ	无	有
qaVL、SⅢ	有	无
SⅢ、SⅡ	SⅢ＞SⅡ	SⅡ＞SⅢ
RaVL、RaVR	RaVL＞RaVR	RaVR＞RaVL
低电压	无	可有
PaVL	直立	倒置
病因	多见于冠心病等	主要见于肺气肿

5. 临床意义　左前分支传导阻滞多由冠心病引起，其他病因有高血压病、先天性心脏病、心肌病等。心脏扩大合并左前分支传导

阻滞心脏手术也可损伤左前分支，少数无器质性心脏病证据。

（八）左后分支传导阻滞

1. 定义 发生在左后分支的传导障碍称为左后分支传导阻滞。左后分支传导阻滞少见，原因是左后分支短而宽，位于压力较低流入道，接受双重血供不易发生损害，左后分支传导阻滞不像左前分支传导阻滞典型，即使出现明显的电轴右偏，也不一定就是左后分支传导阻滞。

2. 发生机制 左后分支传导阻滞，激动沿左前分支和中隔支传到左心室，再通过浦肯野纤维传导到右心室下部，起始 0.01～0.02sQRS 向量指向左前上方，最大 QRS 向量指向右后下方。投影在Ⅰ、aVL 导联形成 rS 型，Ⅱ、Ⅲ、aVF 呈 qR 型。

3. 诊断标准

（1）QRS 电轴右偏：额面 QRS 电轴＞+110º，大多在 120º 左右。

（2）QRS 时限轻度延长＜0.11s，合并右、束支传导阻滞者≥0.12s。

（3）QRS 波形改变：I、aVF 呈 rS 型，Ⅱ、Ⅲ、aVF 呈 qR 型，q≤0.02s。V_1、V_2 可呈正常的 rS 型，S_{V1} 减浅，V_5、V_6 导联 q 波消失，R 波振幅减少，S 波增深。

除上述特征外，尚需除外垂位心、右心室肥厚、广泛前壁心肌梗死、肺源性心脏病等。

心电图上出现交替性间歇性电轴右偏，即使未能达到+110 º，例如在+95º 左右，同时又具有左后分支传导阻滞的特征，就可诊断左后支分支传导阻滞。

QRS 电轴正常，逐渐发生右移＞+110º，QRS 时限轻度延长，左后分支传导阻滞的诊断也基本成立（图 2-72）。

4. 鉴别诊断

（1）左后分支传导阻滞与垂位心的鉴别：垂位心见于瘦长体型者，QRS 电轴多＜+95º，S_{I} 较浅，Ⅱ导联无 q 波。

（2）左后分支传导阻滞与右心室肥厚的鉴别：右心室肥厚，电轴多显著右偏＞120°，S_{I}很浅，aVR、V_1、V_2、的 R 增深，临床上有右心室肥厚的疾病。

（3）左后分支传导阻滞与广泛前壁心肌梗死的鉴别：广泛前壁心肌梗死也可以引起电轴右偏，QRS 波形改变与左后分支传导阻滞不同。Ⅰ、aVL 呈 QS、Qr、QR 型，Ⅱ、Ⅲ、aVF 不一定有小 q 波。

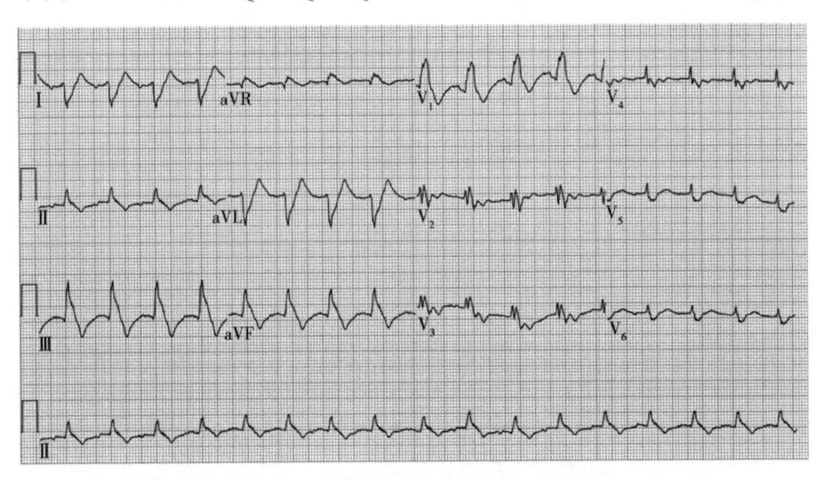

图 2-72 左后分支传导阻滞心电图

5. 临床意义 引起左后分支传导阻滞的病因有高血压、冠心病、心肌梗死等。其意义几乎与左束支传导阻滞相同。

（九）不定型室内传导阻滞

QRS 时限延长＞0.11s。QRS-T 波形既不呈左束支及其分支传导阻滞图形，也不呈右束支传导阻滞图形，称为不定型室内传导阻滞（图 2-73）。

不定型室内传导阻滞比束支传导阻滞少见。病因有冠心病、心肌梗死、扩张型心肌病、克山病、风湿性心脏病、肾病综合征、高钾血症等，阻滞部位在束支的远端浦肯野纤维系统或心室肌细胞与浦肯野纤维的交界处。这类患者常发生多源性特宽型室性期前收缩。合并心力衰竭者预后严重（图 2-74）。

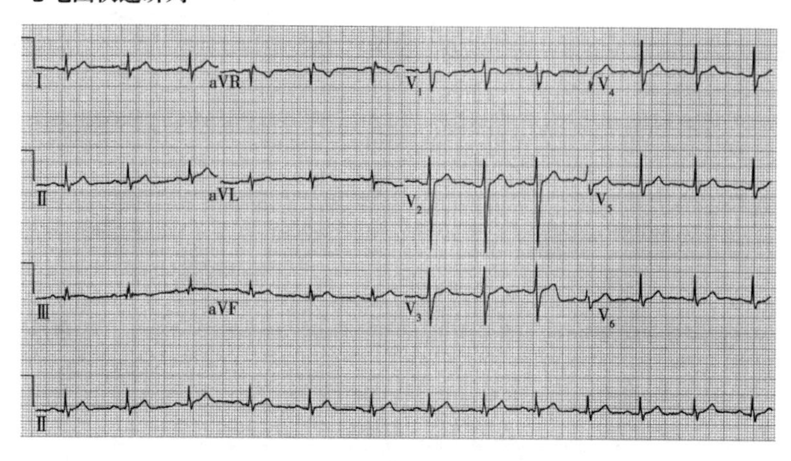

图 2-73　不定型室内传导阻滞

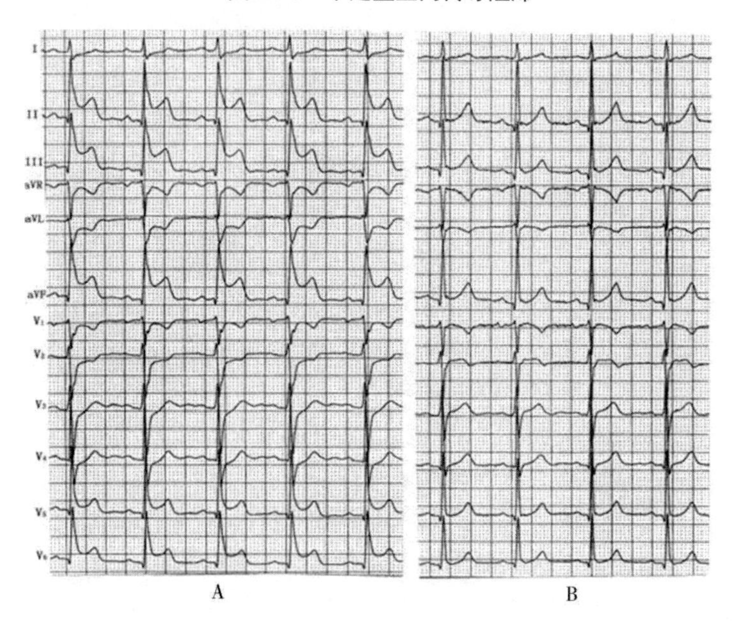

图 2-74　变异性心绞痛发作时室内传导阻滞（A）心绞痛缓解后室内传导阻滞消失（B）

（十）心室预激波

1. 发生机制　室上性激动沿房室间附加传导束下传，预先激动部分或全部心室肌引起的特殊改变。它的发生机制主要是心脏除正常传导系统以外，在房室之间还存在着旁道，窦房结或室上性激动沿旁道优先下传，预先引起一部分心室肌除极，另一部分心室的激动来自正常房室传导系统，产生不完全性心室预激波，如果激动沿旁道下传引起整个心室除极，则产生完全性心室预激波（图2-75）。

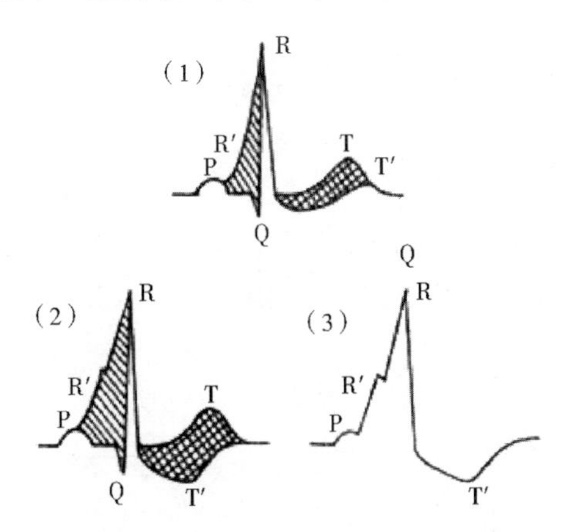

图2-75　预激波面积和方向与继发性ST-T改变的面积和方向的关系

预激综合征的发生率为0.2%～0.4%，是先天性的，当合并其他心律失常时，可出现症状，如出现反复发作的AVRT，药物无效时，可考虑射频消融治疗，当宽QRS波心动过速难以明确诊断时，可行心脏电生理检查。

2. 预激综合征的心电图特点

（1）典型预激综合征的心电图特征：①P-R间期缩短<0.12s；②QRS波起始部有预激波；③QRS波时限延长>0.10s；④P-J时限正常<0.27s；⑤常有继发性ST-T改变；⑥常伴有阵发性室上性心动过速发作。

（2）预激综合征的分型及心电图特点

1）按照旁道解剖部位不同分型（图2-76）：常见的有以下几种。①Kent型预激综合征：Kent束旁道是位于房室间的特殊肌束，直接沟通房室传导。出现的心电图特点即为典型预激综合征的心电图特征。②James 型预激综合征：又称 L-G-L 综合征，James 束旁道是连接后结间束与房室结下部或希氏束的肌束。③Mahaim 型预激综合征：Mahaim 旁道，起自心房部，止于心室部。心电图表现：a.P-R 间期正常；b.QRS 波＞0.10s，起始部有δ波；c.可有继发性 ST-T 改变；d.可伴有阵发型室上性心动过速（图 2-77）。

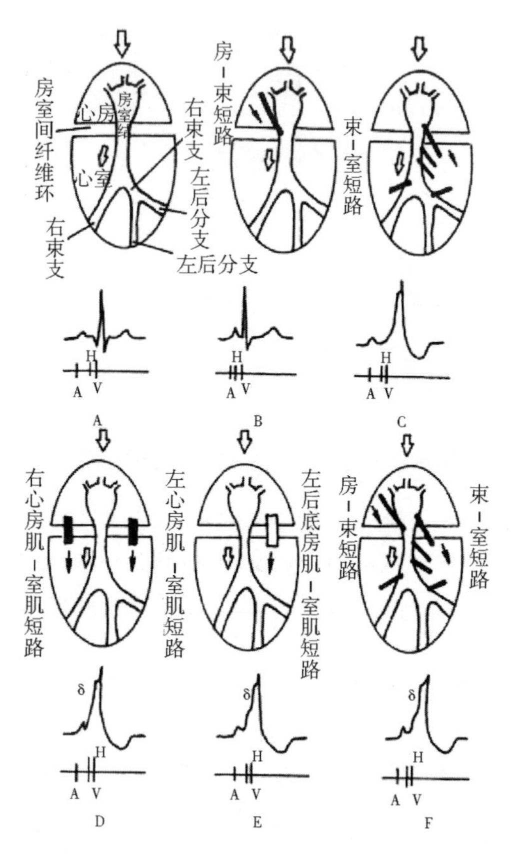

图 2-76　各种旁道预激波分型心电图表现和示意图

A.正常房室传导系统及正常心电图，A-H 及 H-A 间期均正常。B.James 束（L-G-L 综合征）P-R 间期缩短，QRS 波正常，A-H 间期缩短。C.Mahaim 束 P-R 间期正常，QRS 波群增宽畸形，有预激波。A-H 间期正常，H-V 间期缩短。D.右、左 Kent 束 B、C 型预激征 P-R 间期缩短，QRS 波增宽畸形，有预激波。A-H 间期正常，V 在 H 及δ波之前，在 A 之后。E.A 型预激征：P-R 间期缩短，QRS 波群增宽，有预激波。A-H 正常，V 在 H 波及δ波之前，在 A 之后。F.多条旁道

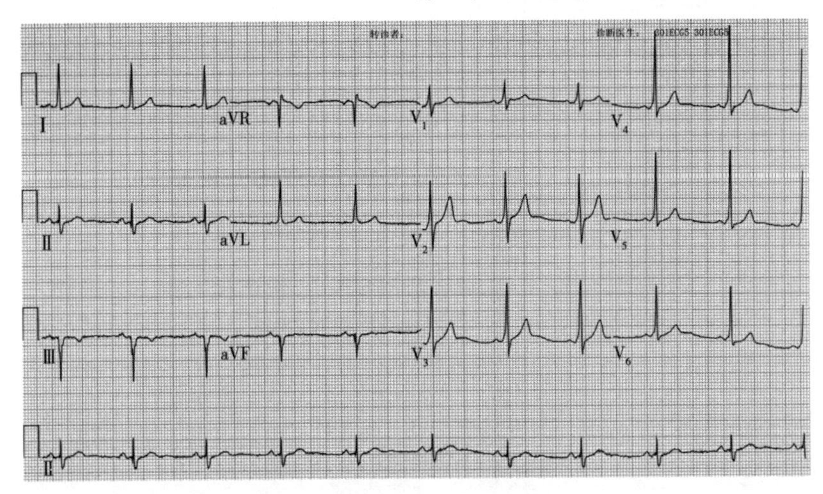

图 2-77　Mamhaim 预激综合征

2）根据胸前导联心电图典型预激波分型：①A 型预激。旁道位于左心室后基底部，预激波平均向量指向前方，V_1～V_6 导联预激波均为正向，QRS 波主波均向上（图 2-78）。②B 型预激。旁道位于右侧，预激波平均向量指向左前，V_1 导联 QRS 主波向下，V_2～V_6 导联 QRS 主波向上（图 2-79）。③C 型预激。旁道位于左心室前侧壁，预激波平均向量指向右前，V_1～V_2 导联主波向上，V_5、V_6 导联 QRS 主波向下（图 2-80）。

3）根据旁道定位分型：①左侧游离壁旁道（类似 C 型预激）。a.预激波平均向量指向右下，额面δ 波电轴＋90º～120º；b.Ⅱ、Ⅲ、aVF 导联正向预激波，V_5、V_6 导联负向预激波；c.V_1～V_2 导联呈 Rs 或 RS 型。②右侧游离壁旁道（类似 B 型预激）。a.预激波平均向量指向左上，额面δ 波电轴-30º～-60º；b.Ⅱ、Ⅲ、aVF 导联负向预激波，Ⅰ、aVL 导联正向预激波；c.V_1～V_3 导联 QRS 主波向下。③前间隔旁道。a.预激波平均向量指向左下，额面δ 波电轴 0º～+60º；b.Ⅱ、aVL、Ⅲ、aVF 导联正向预激波；c.V_1～V_3 导联 QRS 主波向下。④后间隔旁道。a.预激波平均向量指向左上，额面δ 波电轴-30º～-60º；b.Ⅱ、Ⅲ、aVF 导联负向预激波，Ⅰ、aVL 导联正向预激波；c.左后间隔旁边，类似 A 型预激，V_1～V_3 导联 QRS 主波向上；d.右后间隔旁边，V_1 导联 QRS 主波向下，V_2、V_3 导联 QRS 主波向上。

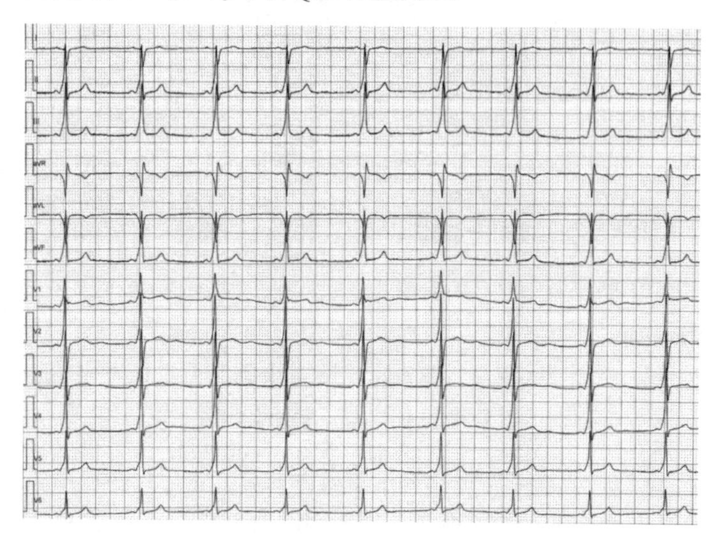

图 2-78　A 型预激（旁道左侧）

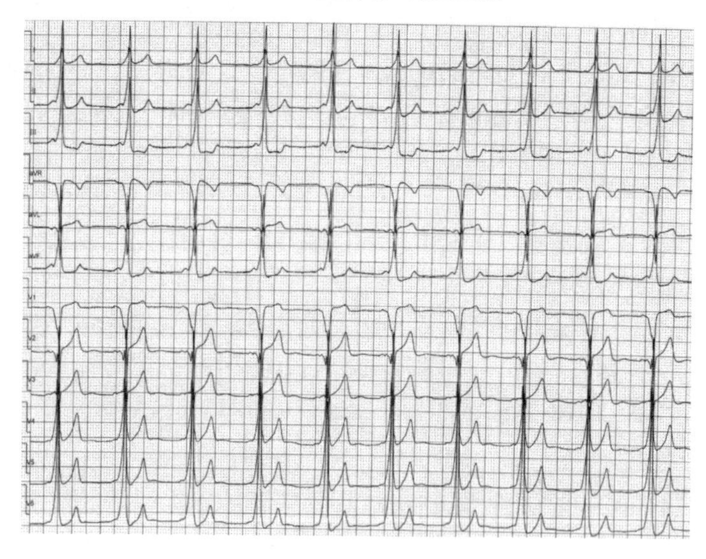

图 2-79　B 型预激（旁道在右前）

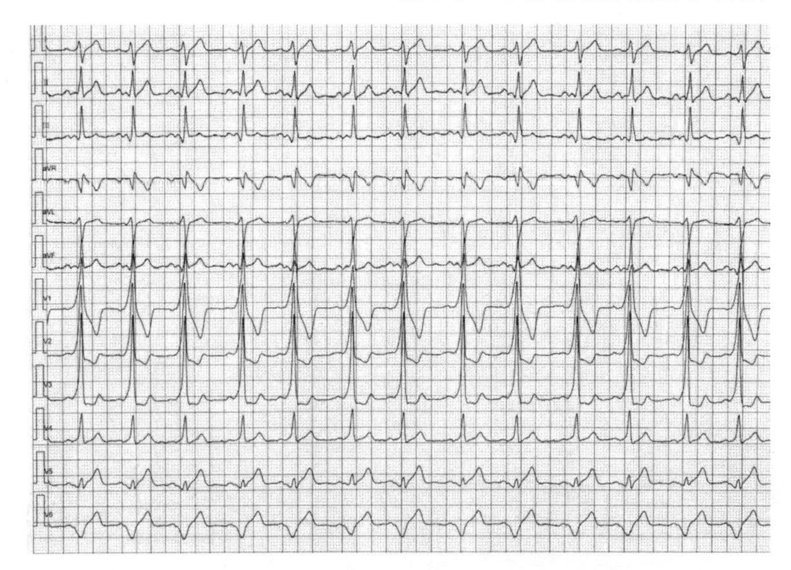

图 2-80　C 型预激（旁道在左心室前侧壁）

4）根据预激图形的有无及是否持续存在分型：①持续型预激。心电图描记均出现预激图形，动态监测预激图形持续存在，此型旁路不应期较短。②交替型或间歇型预激。预激图形间歇出现，有时心电图可完全恢复正常，旁路传导功能的改变多与心率变化、自主神经张力改变有关，此型旁路不应期较长（图 2-81，图 2-82）。③隐匿型预激。旁路存在着永久前向传导阻滞，故窦性心律时从不出现预激图形，心内电生理检查可证实旁路的存在，且旁路有逆传支参与房室折返性心动过速的形成。④潜在型预激（又称隐匿型预激）。窦性心律时不出现预激图形，因为正常房室传导时间短于通过旁道传导，但如出现异位心律或食管调搏检查等，正常房室传导与旁道前向传导平衡发生改变，可能出现预激图形（图 2-83）。

5）根据预激程度大小不同分型：①完全性预激。窦性激动沿旁道下传激动全部心室，并逆行传至希氏束或房室结与前传的窦性激动发生绝对干扰，心电图特点：a.P-R 间期明显缩短，P 波部分与δ波重叠；b.QRS 波最宽可达 0.14s 以上；c.QRS 不仅起始部模糊、顿挫，而且终末部分也明显迟钝（图 2-84）。②不完全性预激。窦性激动沿旁道下传预先激动心室，并与旁道下传的激动在心室内发生绝对干扰，形成特殊类型的室性融合波，心电图特点：QRS 波在 0.10～0.14s，预激波越小，QRS 波时限越接近正常（图 2-85）。

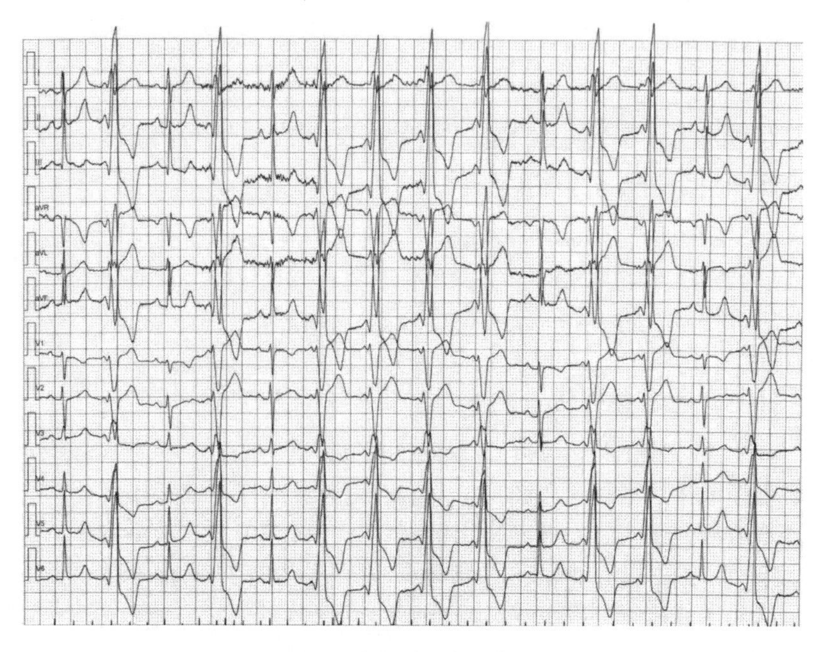

图 2-81 交替型心室预激（1）

（3）预激综合征合并束支传导阻滞：预激综合征合并束支传导阻滞的图形取决于束支传导阻滞部位、旁道部位及激动通过正常传导的速度（影响预激的程度）。

1）旁道附着部位与束支传导阻滞同侧：如 A 型预激综合征伴左束支传导阻滞，B 型预激综合征伴右束支传导阻滞，则束支传导阻滞的图形往往被预激波所掩盖，只有当预激波间歇出现时，才显现出束支传导阻滞图形。

2）旁道对侧的束支传导阻滞：如 A 型预激综合征伴右束支传导阻滞或 B 型预激综合征伴左束支传导阻滞，则心电图上两种传导异常的特点均可能变现出来，即 QRS 起始部出现预激波，而终末部分也发生明显的传导延缓，变现为束支传导阻滞的特点。

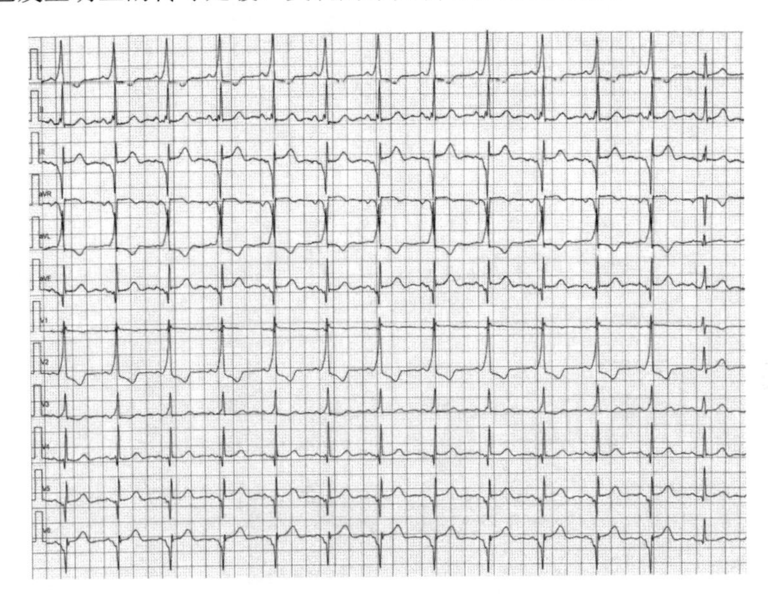

图 2-82　交替型心室预激（2）

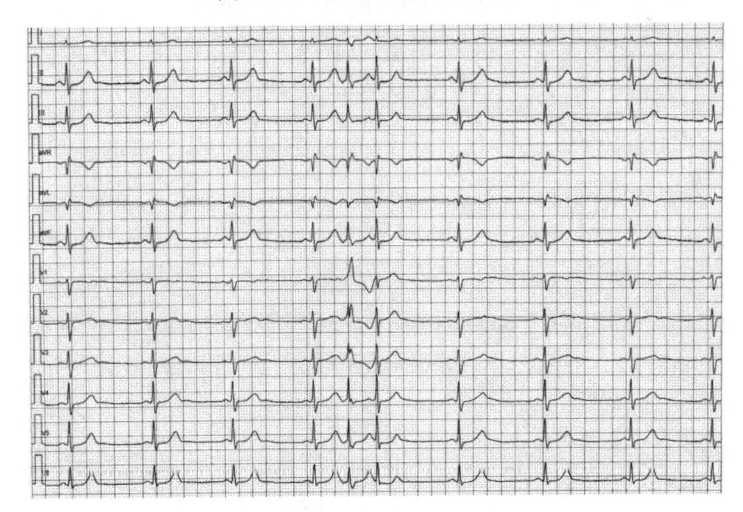

图 2-83　预激波在房性期前收缩中显示出来

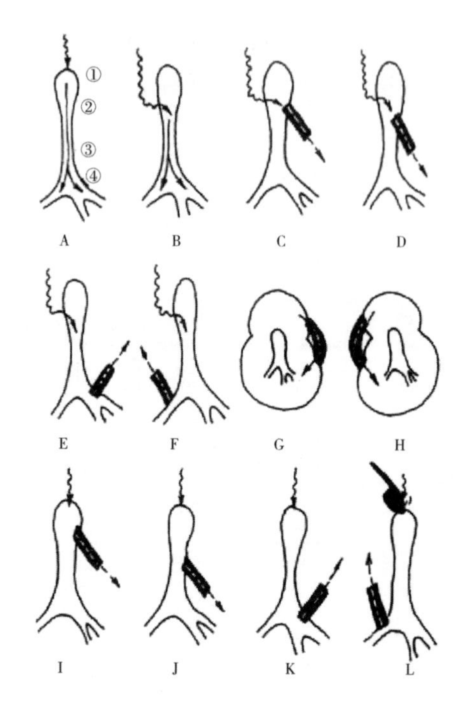

图 2-84　完全性预激波的 12 导联可能的组合

窦性或房性激动的下行传导：A.正常房室传导，P-R 间期及 QRS 波均正常；B.房-束短路预激征 P-R 新时期缩短，QRS 波正常；C～H 完全性束-室短路预激征，P-R 间期正常或延长，QRS 波宽大畸形很明显；I～L 示窦性或房性激动。①进入房室结的嵴部；②房室结；③房室束；④左或右束支

（4）预激综合征合并心律失常

1）合并房室折返性心动过速（又称房室反复性心动过速，AVRT）：折返环路中一条为正常房室传导系统，另一条为旁道，按折返环在房室结的不同传导顺序可分为前传型和逆传型。①前传型：由房室结前传，旁道逆传，此型多见，可伴有功能性束支传导阻滞。a.QRS 波群前无预激；b.心室率 150～240 次/分，房室传导比例呈 1∶1，若出现二度传导阻滞心动过速终止；c.心动过速发作时左侧导联 ST 段下降；d.R-P 间期＞80ms（图 2-86～图 2-88）。②逆传型：由旁道前传，房室结逆传，较少见。a.QRS 波增宽，呈完全预激波的

图形，酷似室性心动过速；b.逆行 P'波出现较晚 R-P'较长，且 R-P'＞P'-R 间期；c.刺激迷走神经可终止心动过速，复律后可见典型预激图形（图 2-89，图 2-90）。

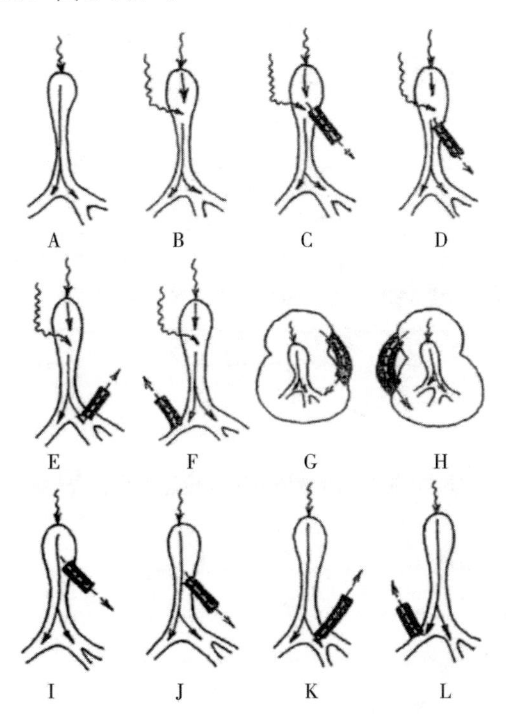

图 2-85　不完全性预激的 12 种可能组合

窦性和房性激动的下行传导：A.正常房室传导；B.房-束短路预激征；C～H 不完全房-室短路预激征 P-R 间期缩短，QRS 宽大畸形，有预激波，P-R 间期正常或延长，QRS 波宽大畸形，有预激波示正道传导；I、J 示短路传导；K、L 两者同时进行

2）合并心房颤动：预激综合征伴心房颤动多数患者不伴有器质性心脏病，心房颤动多为阵发性，很少持续存在，心房颤动的形成是由于室上性激动通过旁路快速逆传心房，而心房正处于易颤期，诱发产生心房颤动。特点是：①R-R 间期极不规则，QRS 波之间可见 f 波；②心室率＞180 次/分，有时高达 240 次/分；③QRS 波可呈

宽大畸形，但 QRS 波宽窄变化多端，预激波也大小不一，这是由于心房颤动时心房激动从旁路下传心室的同时，也可沿正常房室传导系统下传心室，由于传导途径不同，产生的预激波及 QRS 波也不一致；④应用洋地黄类药物，由于缩短了旁路的不应期，使心室率进一步加快，当 R-R 间期≤205ms 时，极易诱发心室颤动。

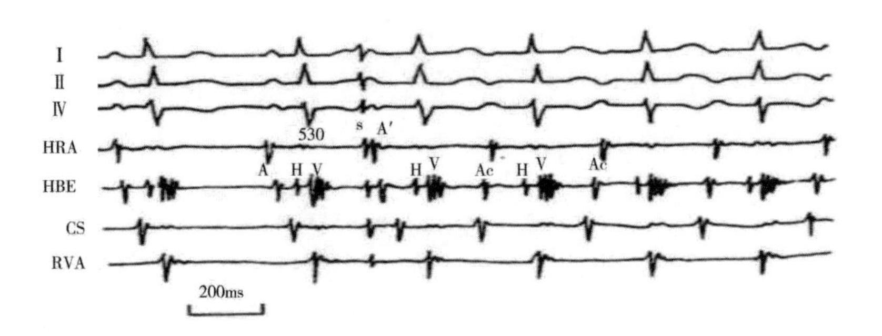

图 2-86　房性期前收缩刺激诱发了前传型房室反复性心动过速

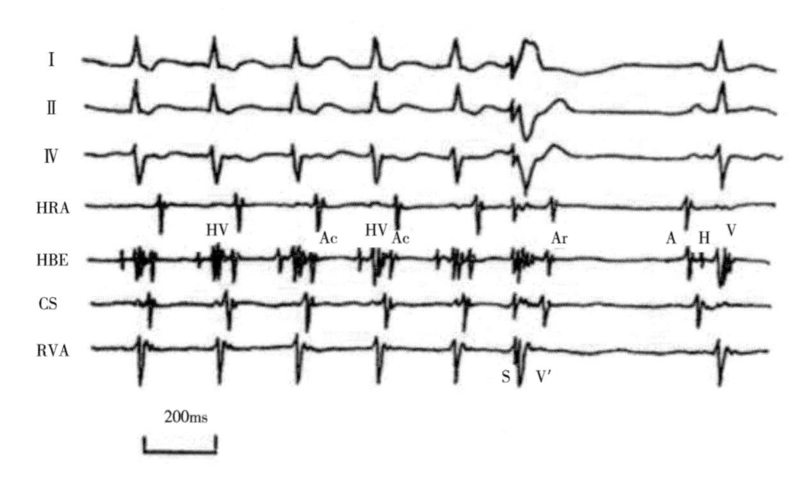

图 2-87　人工室性期前收缩终止了前传型房室反复性心动过速

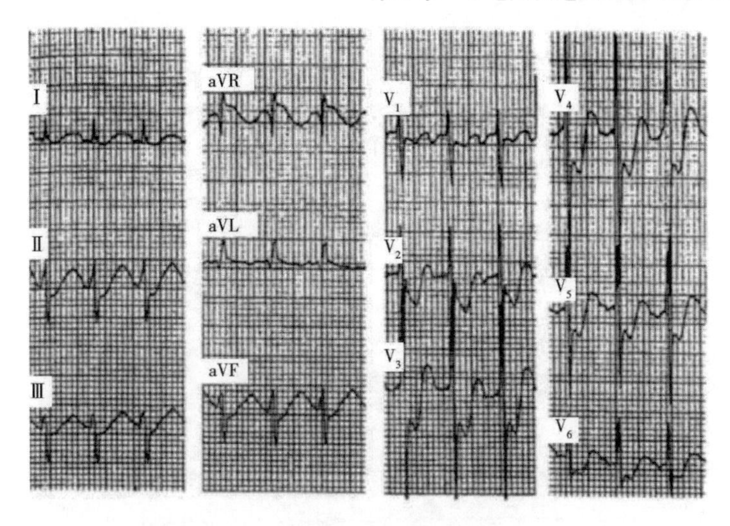

图 2-88　前传型房室反复性心动过速

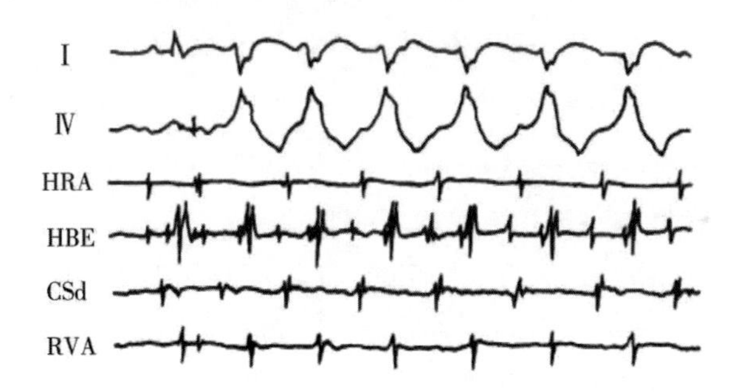

图 2-89　人工房性期前收缩诱发逆传型房室反复性心动过速

图中第 2 个 P 波为心房期前收缩刺激，它从左心旁道下传，形成预激型 QRS 波（注意：冠状窦电极的 AV 最短、V 波最早），然后从房室结逆传（注意：逆传 A 波以希氏束电极领先），持续进行，成为逆向型房室折返性心动过速

3）合并心室颤动：预激综合征不仅易诱发心房颤动，而且在心房颤动的基础上又可诱发心室颤动，其形成是由适时的心房激动经旁道下传时入心室易颤期而诱发。特点是：①窦性心律时呈预激综合征图形，适时的房性激动下传触发心室颤动；②预激综合征合并心房颤动，快速的心室率诱发心室颤动。

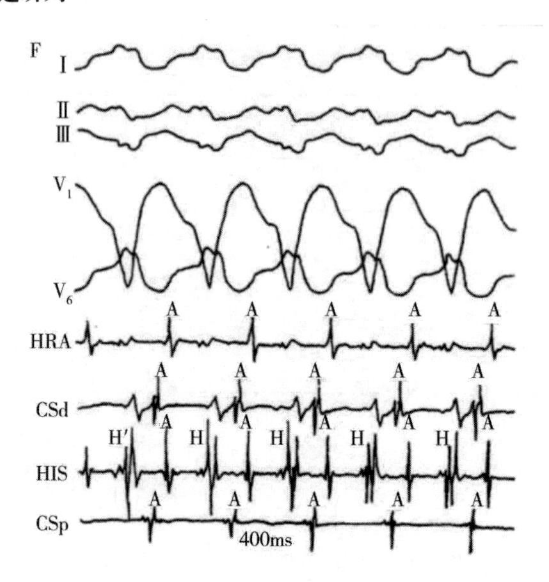

图 2-90　双侧旁道折返性心动过速

激动从右侧旁道下传心室，又从左侧旁道逆传心房

3. 预激综合征的鉴别诊断

（1）预激综合征与心肌梗死的鉴别

1）A 型预激综合征与正后壁心肌梗死易相混淆，I、aVL、II、III、aVF 导联出现向下的预激波而表现为宽大 Q 波，易误诊为高侧壁或下侧壁心肌梗死，其主要鉴别点在于心肌梗死的心电图有衍变过程，且有明显的临床症状，而预激征具有短 P-R 间期，预激波，宽 QRS 波，且 P-J 正常，使用药物可使预激波消失，类似病理性 Q 波也消失。

2）B 型预激综合征时 V_1～V_3 可呈 QS 型，易误诊为前间壁心肌梗死。

3）C 型预激综合征时 V_6 出现宽大 Q 波，易误诊为侧壁心肌梗死。

（2）预激综合征与心室肥厚的鉴别

1）A 型预激综合征征易与右心室肥大相混淆，两者 V_1～V_3 均出现高 R 波，但后者电轴右偏，V_5、V_6 的 S 波深，R_{avF} 最高，临床上有右心室肥大的病因，而预激综合征具有心室预激的心电图表现而无上述右心室肥大现象。

2）B 型预激综合征与左心室肥厚的鉴别：两者 V_5～V_6 导联均有高 R 波，但后者无 P-R 间期短、预激波的表现，结合病史不难鉴别。

（3）预激综合征与束支传导阻滞的鉴别

1）A 型预激征与右束支传导阻滞：两者 V_1～V_2 导联 QRS 波群主波均向上，但前者 P-R 间期短，QRS 波宽，在起始部有预激波，P-J＜0.27s；后者无短 P-R 间期，QRS 终末粗钝 P-J＞0.27s。

2）B 型预激综合征与左束支传导阻滞：两者 QRS 波群的波形相似，但前者 P-R 间期短，有预激波，P-J 正常，有室上性心动过速病史，而后者 P-R 间期正常，RV_5 呈双峰，P-J＞0.27s，可鉴别。

（4）预激综合征与舒张晚期室性期前收缩的鉴别：间歇预激征时易与舒张晚期室性期前收缩相混淆，两者均有 P-R 间期缩短，但前者有预激波，QRS 波终末正常，P 波与 QRS 波有传导关系，P-J 正常，后者无预激波，整个 QRS 波宽大，改变窦性心律速度，可发现室性期前收缩与 P 波无关，且 P-J 一般均＞0.27s。

（5）预激综合征合并房室折返性心动过速（AVRT）时与房室结折返性心动过速（AVNRT）的鉴别。

1）凡有明确的预激综合征病史，首先考虑 AVRT。

2）两者均为阵发性室上性心动过速，但 P′波重叠于 QRS 波之中，可出现房室脱节或房室传导阻滞，刺激迷走神经难于终止心动过速者，应考虑 AVNRT，而 AVRT 不论前传型和逆传型均可见到 QRS 波之后的 P′波，不出现心房或心室漏搏，刺激迷走神经可终止心动过速。

3）电生理检查：AVRT 可检出隐匿旁道，AVNRT 可检出房室结双路径。

第3章　危急重症心电图的快速判读与识别

第一节　心电图危急值报告制度的建立及报告内容

一、心电图危急值报告制度

危急值（critical values）是指某项或某类检验异常结果，而当这种异常结果出现时，表明患者可能正处于有生命危险的边缘状态，临床医师需要及时得到检查或检验信息，迅速给予患者有效的干预措施或治疗，可挽救患者生命，否则可能出现严重后果，失去最佳抢救机会。心电图危急值是指危及生命的心电图表现，可导致严重的血流动力学异常甚至威胁患者生命，这类心电图是急诊中较常见的临床急症和危重症。

所有的临床检查、检验项目，只要其结果说明患者可能正处于生命危险的边缘状态，均应当结合临床实际纳入临床危急值的管理范畴。心电危急值对患者的抢救具有重要的“开关效应”，应引起医师的高度重视。

危急值界限设定遵循的原则：应以全国性的现况调查为基础，建立危急值界限数据库，并按照统计结果制订初步的界限值。根据年龄、种族、性别等人口统计学特点来设置不同亚组的界限值。儿童危急值界限应当比成人的界限更窄。周期性地评估危急值界限，根据危急值的发生数及临床救治效果来调整界限值。

中国医药生物技术协会心电学技术分会邀请国内多位临床和心电学的知名专家和教授，提出并制定了适合国内广泛应用的心电图危急值及报告程序，即《心电图危急值 2017 中国专家共识》，为国内心电图危急值的报告及界定提供了规范性的建议。

该共识在心电图危急值报告制度制定上遵循了力争全面、便于记忆、减少负荷的原则，既包含了直接或间接引起患者明显的血流动力学障碍，危及健康与生命的心电图危急值，又避免了一些心电图危急值交叉重复出现，在方便临床医师及心电图医师记忆的同时，更利于实际操作。为减少医院相关人员不必要的工作负担，对相对安全、发生危急情况概率较低的心电图值未列入本次专家共识的危急值范围。

及时报告危急值，是保证医疗安全的重要环节，医疗管理部门为此应专门制定《医院危急值报告制度》。心电图危急值制度的制定，使临床医师、心电图工作者、基层医务工作者能充分了解和认识具有危险的心电图，及时识别心电图危险等级并分类，及时报告，从而避免病情意外和严重后果的发生，减少医疗成本。心电图危急值制度的制定，提高了辅诊科室学科建设与检测人员的理论水平，增强了心电图诊断医师主动参与临床诊断的服务意识，促进临床、辅诊科室之间的有效沟通，提高医疗质量。

二、心电图危急值报告内容

心电图危急值随时可导致严重的血流动力学障碍，危及患者生命。因此，临床医务人员、心电图医师一旦发现核准后，要立即启动心电图危急值上报程序，遵循“谁诊断、谁记录、谁报告”的原则，通知相关科室的主管医师和科室负责人。危急值登记项目主要包括患者信息（姓名、门诊号、科室等），检查项目（项目名称、危急值结果、日期、复核结果等）和临床接收危急值记录（包括接收危急值医务人员姓名、人员类别、联系电话、复述情况、报告时间及报告人姓名）。长期处于危急值状态的患者，可与临床科室协商确定报告次数和频率，并进行规范、完整、准确地记录。

第二节　危急心电图快速研判的种类与快速处理方法

一、危急心电图的种类

《心电图危急值 2017 中国专家共识》建议以下内容纳入危急值范畴。

（一）疑似急性冠脉综合征

1. 首次发现疑似急性心肌梗死的心电图改变。

2. 首次发现疑似各种急性心肌缺血的心电图改变。

3. 再发急性心肌梗死的心电图改变（注意与以往心电图及临床病史比较）。

（二）严重快速性心律失常

1. 心室扑动、心室颤动。

2. 室性心动过速心室率≥150 次/分，持续时间≥30s 或持续时间不足 30s 伴血流动力学障碍。

3. 尖端扭转型室性心动过速，多形性室性心动过速，双向性室性心动过速。

4. 各种类型室上性心动过速心室率≥200 次/分。

5. 心房颤动伴心室预激最短 R-R 间期≤250ms。

（三）严重缓慢性心律失常

1. 严重心动过缓、高度及三度房室传导阻滞，平均心室率≤35 次/分。

2. 长 R-R 间期伴症状≥3.0s；无症状≥5.0s。

（四）其他

1. 提示严重低钾血症心电图表现[QT（U）显著延长、出现快速性心律失常，并结合临床实验室检查]。

2. 提示严重高钾血症的心电图表现（窦室传导，并结合临床实验室检查）。

3. 疑似急性肺栓塞心电图表现（并结合临床及相关检查）。

4. Q-T 间期延长：QTc≥550 ms。

5. 显性 T 波电交替。

6. R on T 型室性期前收缩。

二、危急心电图的快速处理方法

（一）急性冠脉综合征

通过患者病史、体格检查、心电图及心肌标志物明确急性冠脉综合征的诊断。及时进行风险分层并开始适当的治疗。在接受诊断性冠状动脉造影时显示有显著的冠心病，并有指征进行血供重建的患者，应采用早期介入治疗。所有患者应接受减轻缺血、降低不良反应心脏事件风险的药物治疗。

（二）严重快速性心律失常

1. 心室扑动、心室颤动。心室扑动、心室颤动是心脏性猝死的最常见原因。对于心室扑动或心室颤动，紧急治疗是非同步除颤。如心律失常仍持续发作，应选用抗心律失常药，如胺碘酮或利多卡因。

2. 室性心动过速心室率≥150 次/分，持续时间≥30s 或持续时间不足 30s 伴血流动力学障碍。对于起源不明的室性心动过速或宽 QRS 心动过速，若血流动力学不稳定且有严重症状和体征时，需要即刻进行同步直流电复律。能量选择推荐从 50～100J 开始，然后根据需要可增加 50J，直至转复窦性心律为止。

3. 尖端扭转型室性心动过速、多形性室性心动过速、双向性室性心动过速。对于血流动力学不稳定且有严重症状和体征的多形性室性心动过速患者，需要紧急进行电复律或电除颤。

对于 Q-T 间期延长合并尖端扭转型室性心动过速的患者，可选用镁制剂进行治疗。2g 硫酸镁缓慢静脉推注，不少于 5min，然后以 1～2g/h 的速度维持。还可将补钾作为辅助治疗，维持正常偏高的血钾水平。经静脉临时起搏可以有效预防复发，起搏频率要＞70～90 次/分，尤其对心动过缓或心脏停搏的患者有效。

4. 各种类型室上性心动过速心室率≥200 次/分。室上性心动过速是起源于希氏束分叉以上的快速性心律失常的总称。90%发生机制为折返，其余为自律性增加。通常应用减慢房室结传导的药物，达到对心室率的控制。对于室上性心动过速，因考虑对于房室结阻滞药治疗反应的不同，因此鉴别折返环位于心房或是否有房室结参与非常重要。折返环位于心房内的房性心律失常，使用减慢房室结传导的药物可以减慢心室率，但不能终止心动过速；若折返环有房室结参与，通过使用房室结阻滞药可以使心动过速终止。

5. 心房颤动伴心室预激最短 R-R 间期≤250ms。预激合并心房颤动伴旁路前传，引起节律不规整的宽 QRS 波群心动过速。如果血流动力学不稳定，应立即进行同步直流电复律。禁用房室结阻滞药，如 β 受体阻滞药、钙通道阻滞药和毛花苷 C。另外，由于利多卡因不能延长旁路的不应期，亦不宜使用。药物治疗可选用 I C 类抗心律失常药物（如普罗帕酮）和III类抗心律失常药物（胺碘酮和索他洛尔），对预激合并心房颤动和充血性心力衰竭合并心房颤动的患者可选用胺碘酮。

（三）严重缓慢性心律失常

根据缓慢性心律失常是否为可逆及症状的严重程度判断立即干预或近期干预，从而进行下一步治疗方案的决策。主要包括药物治疗与起搏治疗。常用的药物有阿托品、异丙肾上腺素、茶碱类及激素类药物，必须认识到用药的目的、可能取得的效果及下一步的治疗方案。药物治疗只能用于紧急情况或临时挽救生命，不适用于长久治疗，器质性心动过缓不能完全通过药物治疗而彻底纠正。对于症状性心动过缓和变时功能不全，建议置入永久性起搏器；对于不能解释的晕厥患者，临床上或电生理检查发现显著窦房结功能异常，应考虑置入永久性起搏器。

第三节　危急重症心电图的快速研判示例

一、主要危急重症心电图的种类、快速判读要点及典型图形

（一）显著的窦性心动过缓

显著的窦性心动过缓是指窦性心率显著缓慢，多见于器质性心脏病。因心率持续而显著减慢，心脏的每搏量又不能增大时，每分钟的心排血量即减少，冠状动脉、脑动脉及肾动脉的血流量减少，可表现为气短、疲劳、头晕、胸闷等症状，严重时可出现晕厥，冠心病患者可出现心绞痛。

[心电图特征]

（1）窦性 P 波：Ⅰ、Ⅱ、aVF、V_3～V_6 导联 P 波直立，aVR 导联 P 波倒置。

（2）P-P 周期：窦性心动过缓常伴有不同程度的窦性心律不齐，相邻的 P-P 周期差别＞0.12s。

（3）P 波频率＜40 次/分者，为显著窦性心动过缓。

[典型病例]

患者，男，55 岁。术前行心电图检查（图 3-1）。

（二）阵发性室上性心动过速

起源于希氏束分叉处以上部位，但不能区分起源于心房或交界区，不能确定是折返性引起的还是自律性增高引起的心动过速，称为阵发性室上性心动过速，它包括：①窦房折返性心动过速；②自律性房性心动过速；③心房内折返心动过速；④房室结折返性心动过速；⑤房室折返性心动过速；⑥自律性交界性心动过速。

[心电图特征]

（1）心动过速，频率 100～250 次/分，R-R 间期规则。

（2）P 波不易辨认。

（3）QRS 波大多数与窦性 QRS 波相同。

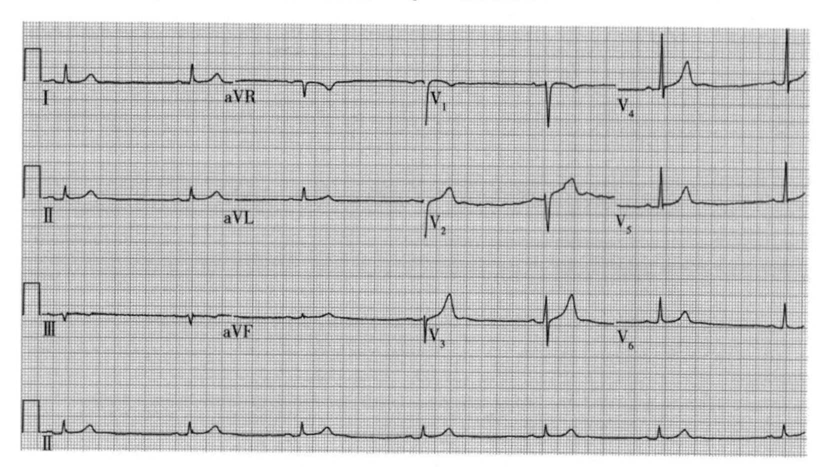

图 3-1 心电图显示显著的窦性心动过缓

[典型病例]

患者，男，45 岁。主因发作性心悸 6 个月入院。

行远程心电监护时见阵发性室上性心动过速（图 3-2）。患者行房室结双径路射频消融术，冠状窦程控 500～310ms 出现房室结跳跃并诱发室上性心动过速，证实为房室结双径路折返性心动过速。

（三）R on T 室性期前收缩

室性期前收缩落在 T 波顶峰上，这一现象称为 R on T 现象。

R on T 现象室性期前收缩诱发室性心动过速或心室颤动的电生理机制：在心室兴奋性周期的某一短暂的间歇给予电刺激或发生的室性期前收缩有可能诱发室性心动过速或心室颤动，此期称为易颤期。它位于心室收缩中期末尾，相当于心电图上 T 波顶峰前 30ms 及 T 波顶峰后 40ms，历时 70ms。心室肌处于相对不应期。心室各部分心肌细胞处于不同的复极化阶段，即某部分心肌细胞已复极结束，而另一部分心肌细胞仍在复极过程中，从而有利于激动在心室内发生折返导致室性心动过速或心室颤动。

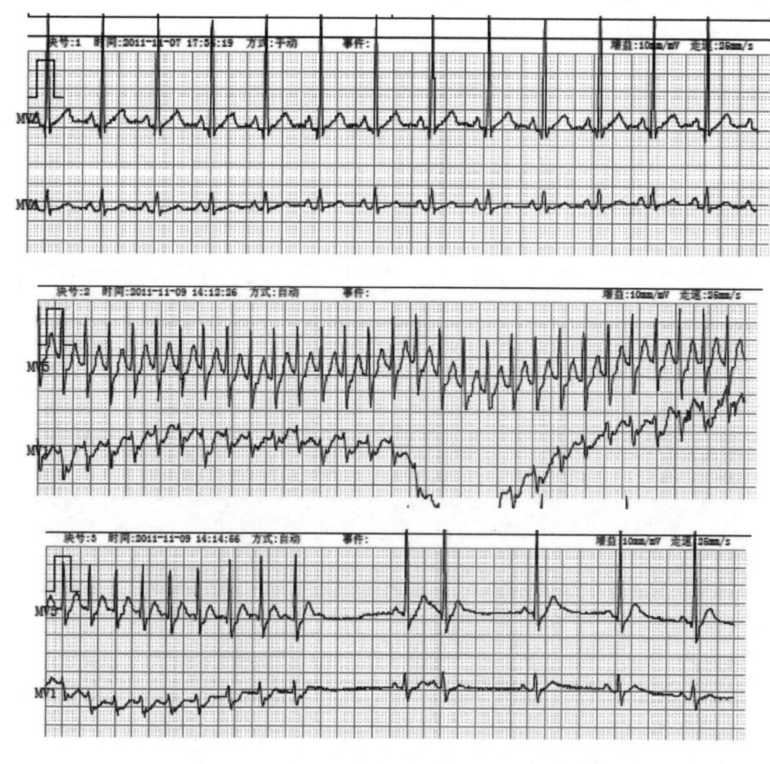

图 3-2　心电图显示阵发性室上性心动过速

R on T 室性期前收缩常发生于急性心肌梗死或长 Q-T 间期的患者。在长 Q-T 间期后继发的 R on T 室性期前收缩常导致尖端扭转型室性心动过速。R on T 室性期间收缩发生率并不高，急性心肌梗死前 24 h，R on T 室性期间收缩仅占 2%，而且不是所有 R on T 室性期间收缩都能引发室性心动过速和心室颤动。急性冠脉综合征发生后 10 min 内，R on T 室性期间收缩的发生率为 8%，但此期仅有 4%的室性心动过速或心室颤动被 R on T 室性期间收缩引发。

[心电图特征]

QRS 波群提前出现，宽大畸形，时限＞0.12s，T 波与 QRS 波群相反，其前无 P 波，提前出现的 QRS 波群落在前一波群的 T 波顶峰上。

[典型病例]

患者，男，84 岁，因喘憋伴咳嗽 20 余年入院。

患者诉胸前区憋闷行床边心电图检查。根据 12 导联同步心电图（图 3-3），可见 R on T 室性期前收缩及由其引起的短阵室性心动过速，立即报告病房主管医师。

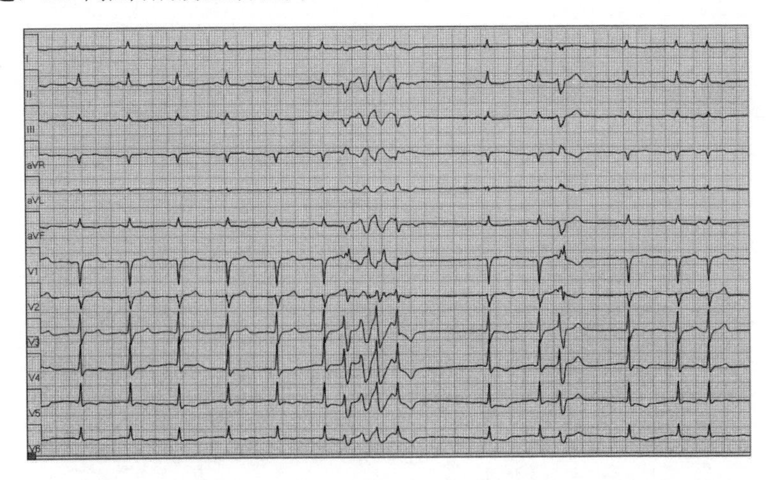

图 3-3 心电图显示 R on T 室性期前收缩诱发短阵室性心动过速

本例患者存在如下危险因素：老年男性（84 岁），高血压病史 20 余年，心功能不全：pro-BNP 升高，肾功能不全：BUN/Cr＞10%。心电图出现 R on T 室性期前收缩，容易诱发恶性心律失常，需要高度警惕

（四）快速多源性室性心动过速

多源性室性心动过速是指室性心动过速的 QRS-T 波形至少在 2 种以上（不含同源室性融合波）。

多源性室性心动过速的发生机制：①心室内多个部位起源点自律性增高，竞争发放激动，形成多源性室性心动过速。②心室内多部位折返引起多源性室性心动过速。折返周期不同，室性 R-R 间期不匀齐，折返部位不同，引起心室除极程序不同，从而产生不同形态的室性 QRS-T 波形。③多源性室性心动过速伴不同程度的时相性室内差异性传导，室性 R-R 间期突然相对较短时，QRS 增宽畸形更明显。

[心电图特征]

（1）室性心动过速由多源室性期前收缩构成。室性 QRS 波群有 2 种以上固定的图形。

（2）心室率在 140～200 次/分。

（3）室性 R-R 间距不等，不同形态的室性 QRS 波群的时限可不相同。

（4）心动过速发作前后可有多源室性期前收缩及多源成对室性期前收缩。

（5）临床上多见于陈旧型心肌梗死、心肌病、风湿性心脏病、心力衰竭、心导管检查及洋地黄中毒，少数短阵多源性室性心动过速为特发性。

[典型病例]

患者，男，主因发作性晕厥门诊就诊。

患者动态心电数据监测（图 3-4，图 3-5）出现快速多源性室性心动过速，通知患者及时就诊，门诊医师依据监测数据，给予处理，防止患者发生意外。

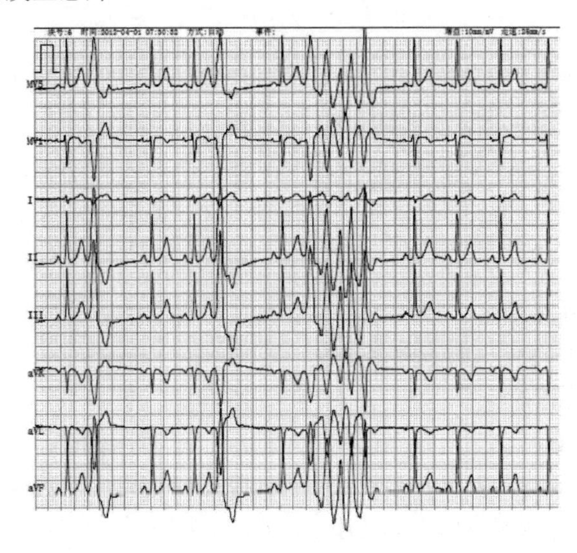

图 3-4　心电图显示室性期前收缩，短暂型多源性室性心动过速

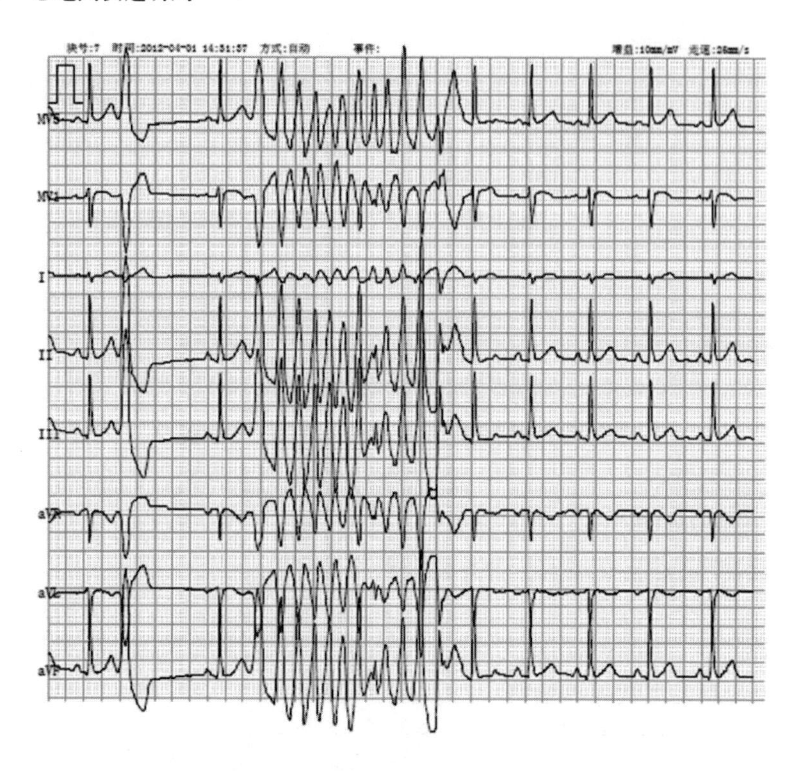

图 3-5　心电图显示室性期前收缩，多源性室性心动过速

（五）尖端扭转型室性心动过速

尖端扭转型室性心动过速是一种介于室性心动过速与心室颤动之间的快速型室性心律失常。其根据心电图特征而命名，即心动过速发作时，室性 QRS 主波方向转绕基线进行扭转。同时伴有 QRS 振幅及频率的变化，持续时间长者可致阿-斯综合征，甚至引起猝死。常在 Q-T 间期延长的基础上发生。

[心电图特征]

（1）心动过速的频率在 160～280 次/分。QRS 波群宽大畸形，快速的 QRS 波群主波方向围绕基线发生方向性扭转。

（2）扭转型室性心动过速由 R on T 现象室性期前收缩诱发。

（3）扭转型室性心动过速发生于缓慢心律失常的基础上，如窦性心动过缓、窦房传导阻滞、房室传导阻滞、缓慢逸搏心律及心室起搏心律等。

（4）Q-T 间期多有不同程度的明显延长，T 波宽大切迹，U 波振幅增大。

[典型病例]

病例 1：患者，男，89 岁。临床诊断：多脏器功能衰竭；休克；肺部感染；肾移植术后；高血压病 3 级（极高危）；冠心病（CHD）。需要行心电远程检测检查。监护发现尖端扭转型室性心动过速（图 3-6），即报告主管医师。心内科医师会诊后给予胺碘酮、异丙肾上腺素、硫酸镁等处理。

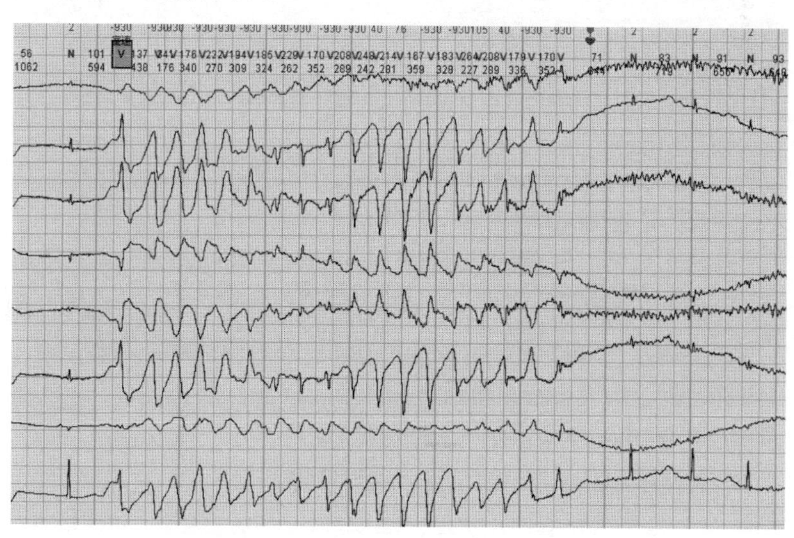

图 3-6　心电图显示尖端扭转型室性心动过速

病例 2：患者，男，87 岁。入院诊断：扩张型心肌病，心功能Ⅳ级。动态心电图检查发现尖端扭转型室性心动过速（图 3-7），报告主管医师，给予积极补充电解质钾、镁等治疗。

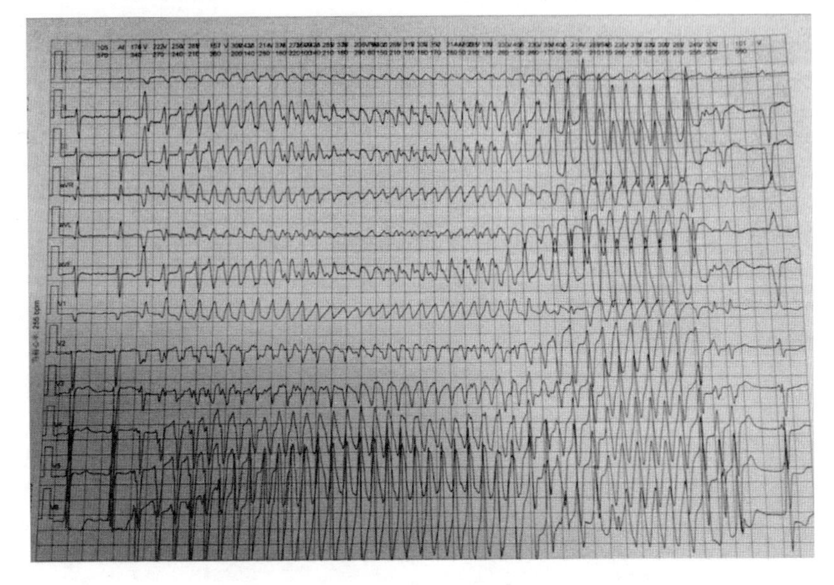

图 3-7 心电图显示扭转型室性心动过速

（六）心室扑动

心室扑动是心室快速而微弱的无效收缩，丧失泵血功能，是重症心律失常，易转为心室颤动，在临床较心室颤动少见。其发生机制为：①心室内起搏点自律性突然增高引发心室扑动；②激动在心室内快速折返形成心室扑动。

[心电图特征]

（1）QRS 波群与 T 波相连，两者难以区别。

（2）心室波形规律，快速、连续、幅度大，呈“正弦曲线样”波形，其形状与心房扑动颇相似，比心房扑动 F 波振幅更大，时间更宽，其间不再有 QRS-T 波群。

（3）心室率 200～250 次/分，也可低于 180 次/分。

[典型病例]

患者，男，79 岁，肺癌晚期，临终前心电图（图 3-8）。

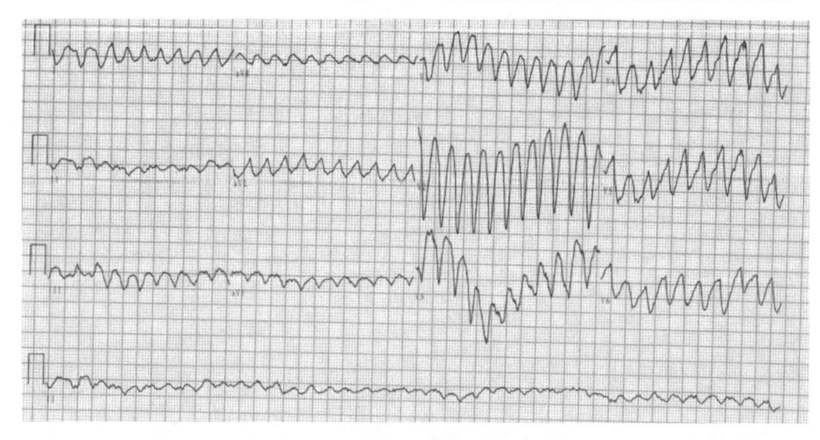

图 3-8　心电图显示心室扑动

（七）心室颤动

心电图上 QRS-T 波群消失，代之以极速不规则的心室蠕动波，称为心室颤动，是引起心脏性猝死最常见的心律失常。一旦发生心室颤动，必须立即进行电复律。发生心室颤动时，心室丧失有效的舒缩活动及排血功能，患者表现为昏迷、抽搐等急性脑缺血综合征。

[心电图特征]

（1）发生心室颤动时心电图上 P-QRS-T 波群消失，呈现快速的波形振幅、时距完全不相等的心室颤动波，频率 180～500 次/分。

（2）心室颤动发作前后可见室性期前收缩 R on T 现象，成对，多源多形性成对室性期前收缩，室性心动过速，心室扑动等。

[典型病例]

患儿，6 岁，因不明原因晕厥就诊。曾行头颅 CT、脑电图等检查，未见明显异常。动态心电图检查证实晕厥由心室颤动引起（图 3-9）。

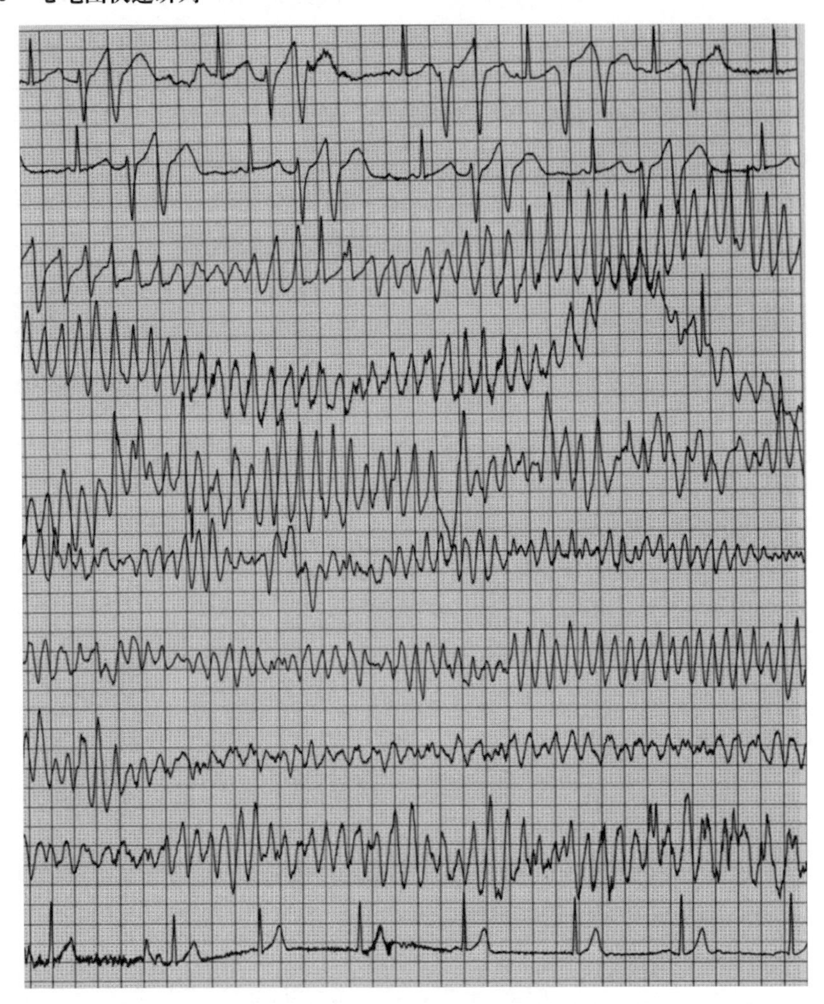

图 3-9 心电图显示心室颤动

二、危重症心电图快速研判的价值与工作要领

（一）典型急性心肌梗死

冠状动脉病变引起急性心肌缺血、损伤和坏死，称为急性心肌梗死（AMI）。主要工作要领如下。

1. 初步判断心肌梗死发生的冠状动脉部位　心电图改变与血管病变的定位关系见表 3-1。

表 3-1　冠状动脉病变与心肌梗死发生的定位关系

冠状动脉病变	心肌梗死
左冠状动脉前降支阻塞（LAD）	梗死发生于左心室前壁，室间隔、心尖部及左心室与右心室交界处，所反映的导联是 V_1～V_3 或 V_1～V_5
右冠状动脉阻塞（RCA）	梗死发生于右心室、下壁、后壁，并可损及房室结、窦房结引起房室传导阻滞，窦性心动过缓，所反映的导联是 V_{3R}～V_{5R}、V_7～V_9，Ⅱ、Ⅲ、aVF
左冠状动脉回旋支闭塞（LCX）	梗死发生于左心室外侧及后壁的外 1/3、部分的下壁，所反映的导联是Ⅰ、aVL、V_5、V_6、V_7、Ⅱ、Ⅲ、aVF 导联

2. 快速识别典型急性心肌梗死的心电图特征并监测动态变化　心肌梗死发生后 12～24h 典型的心电图改变有如下规律。

（1）缺血型 T 波改变：发生在冠状动脉闭塞初期，心肌的主要病变为缺血，心电图表现为 T 波改变。主要注意下列问题。①T 波改变特点：a.心内膜下心肌缺血，T 波高耸直立；b.心外膜下心肌缺血，T 波倒置，呈冠状 T 波。②心电图改变特点：a.缺血损害仅影响心肌的复极过程（仅有 T 波改变）；b.此损害是可逆的，心肌做切片检查并无组织学上改变；c.此改变为非特异性改变，其他方式的轻微损伤（如物理、化学性刺激）也能出现这种改变。

（2）损伤型 ST 段改变：显示心肌缺血严重而持久引起心肌损伤，心电图表现为 ST 段改变。主要注意下列问题。①ST 段改变特点：心内膜下心肌损伤；ST 段弓背抬高，在肢体导联≥1mm，胸导联≥3mm，并与 T 波融合形成单曲线。②心电图改变特点：a.心肌除极过程仍没有显著改变，QRS 波群仍正常；b.此损伤仍是可逆的，心肌切片仍不能发现组织学改变，有线粒体改变；c.也是非特异性改变。

（3）坏死型 Q 波改变：提示冠状动脉闭塞→心肌缺血→心肌损伤→心肌梗死，Q 波是诊断急性心肌梗死的重要依据，表明心肌已坏死（图 3-10），主要注意下列问题。①Q 波特点：a.心内膜下心肌梗死，出现坏死型 Q 波，Q 波深度＞1/4R，Q 波时限＞0.04s，且粗钝；b.靠近心外膜下心肌坏死出现 R 波降低；c.穿壁性心肌梗死出现 QS 型。②心电特点：a.心肌的除极和复极均受到影响；b.心肌已有组织学上坏死改变，已不可逆；c.任何产生缺血性损伤的刺激，若程度严重，均可产生心肌的坏死改变。

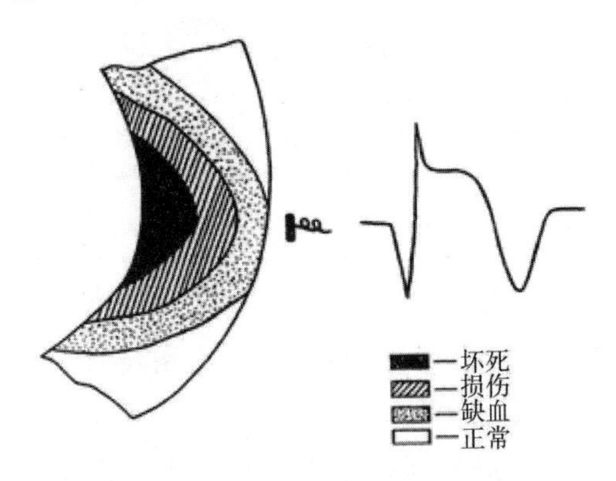

图 3-10 急性心肌梗死心电图特征

3. 捕捉急性心肌梗死的不典型心电图改变

（1）仅有 R 波电压的变化：①不典型前壁心肌梗死。V_1～V_3 导联不出现异常 Q 波或 QS 波，而表现为 V_1～V_3 或 V_4 导联 R 波电压逐渐降低，或 V_3、V_4 导联上 R 波电压无规律地突然降低，同时伴 T 波明显倒置。②正后壁心肌梗死。常规 12 导联上不出现异常 Q 波，而表现为右侧导联 R 波电压增高，T 波高耸。③轻度侧壁心肌梗死。I、aVL、V_5、V_6 导联仅出现 R 波电压明显降低，无异常 Q 波，必须结合 ST-T 变化及临床资料诊断。④广泛型多发性心肌梗死。各个对应部位的起始向量相互抵消，心电图上不出现异常 Q 波，仅见 QRS 波电压降低，时间增宽，需要结合临床资料方能确诊。

（2）仅有 ST-T 变化：①部分不典型前壁心肌梗死。无 QRS 波群变化，仅在右胸导联出现 ST 段抬高，T 波倒置。②急性心内膜下心肌梗死。多数导联表现为 ST 段下斜型压低明显，T 波深倒置（图 3-11）。③局灶性或小灶性心肌梗死。既无 QRS 波改变，也无 ST 段改变，仅出现冠状 T 波的衍变规律。

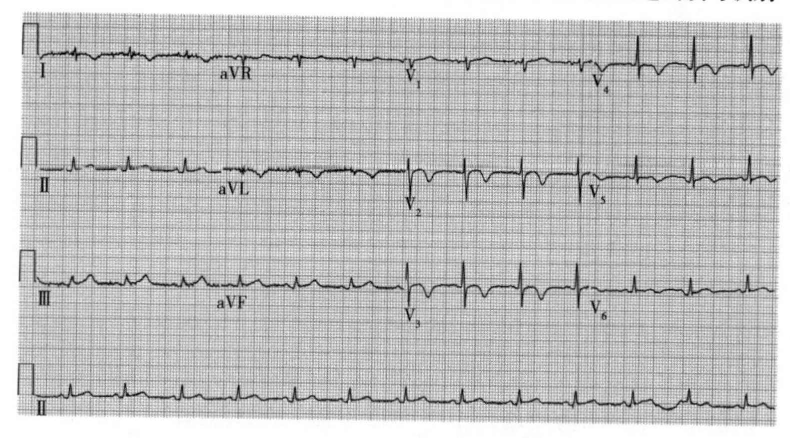

图 3-11　急性心内膜下心肌梗死

患者，女，62 岁。因间断性胸闷胸痛 5 个月，加重 3d 入院。行心电图示：I，aVL，V_2～V_5 导联 T 波倒置；肌钙蛋白 4.36ng/ml，肌酸激酶（CK）1555.2U/L，乳酸脱氢酶（LDH）964.8U/L，肌酸激酶同工酶（CK-MB）140.7ng/ml。考虑“急性心内膜性心肌梗死”，冠脉造影示左主干、前降支、回旋支闭塞

（3）不典型 Q 波变化：①部分室间隔下 1/3 穿壁性梗死。右胸导联可无典型改变，而出现 qV_4＞qV_5、V_6 或 V_4 出现 q 波而 V_6 无 q 波出现。②少数室间隔中 1/3 心肌梗死。I、aVL、V_5、V_6 导联 q 波消失，同时伴 V_1、V_2 导联 r 波消失，变为 QS 型。

（4）心肌梗死图形被束支传导阻滞、预激综合征等掩盖。

4. 从心电图衍变明确心肌梗死的病理分期　心肌梗死心电图改变的特征为动态性改变，对应性改变和定位性改变，随着心肌损伤的发展和恢复，心电图呈现一定的衍变规律，其规律受梗死范围大小、供血情况的改善而变化，共分为 4 期（图 3-12，图 3-13）。

（1）超急性期（又称极早期）：是急性心肌梗死的初始阶段，心肌尚未坏死，处于可逆阶段，此期仅持续几分钟至几小时。特点如下。①高耸 T 波：是最早发生的异常征象。特点为：多在发病后 1～2h 出现；T 波高耸，同一导联比原来增高 5mm，且两肢对称，基底部变窄，波顶变锐；常见于前壁及下壁心肌梗死；T 波高尖可能与损伤心肌释放出大量钾离子有关（图 3-14）。②上斜型 ST 段抬高：ST 段抬高有衍变过程，最早迹象是正常凹面向上抬高，进而发展为弓

背向上抬高，与 T 波融合成单向曲线。③急性损伤性传导阻滞：是急性损伤的心肌组织因除极过程延缓而形成的心电图表现。特点为：a.多发生于 ST 段开始抬高的同时，Q 波出现之前，T 波直立阶段；b.朝向梗死区导联的 R 波上升缓慢，室壁激动时间≥0.05s；c.QRS 波时限增宽，可达 0.12s，急性损伤传导阻滞所致；d.R 波振幅增高，后期可降低（图 3-15）。④致命性心律失常：超急性期心肌梗死的损伤性缺血，使心肌处于一种危险的电生理状态，此期极易发生室性期前收缩、室性心动过速、心室颤动，心肌梗死发病后 1h 内病死率为 12%左右。⑤心电图假性正常化（又称伪性改善现象）：从超急性期到急性期的衍变过程中，高耸 T 波发展到倒置 T 波之前，可表现为 T 波假性正常化，因此应与急性心包炎、早期复极综合征、高钾血症相鉴别。

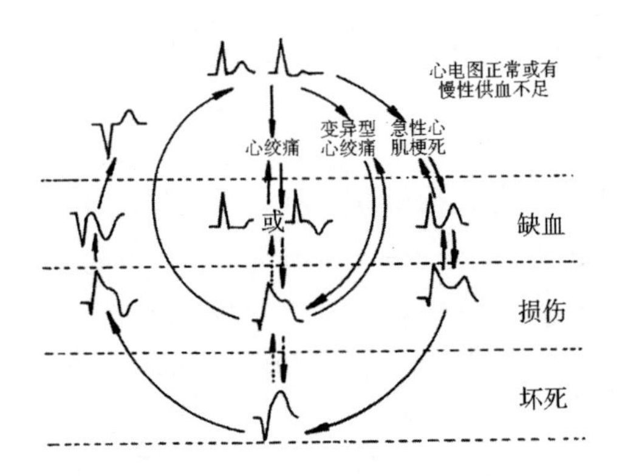

图 3-12　急性心肌缺血损伤坏死衍变规律

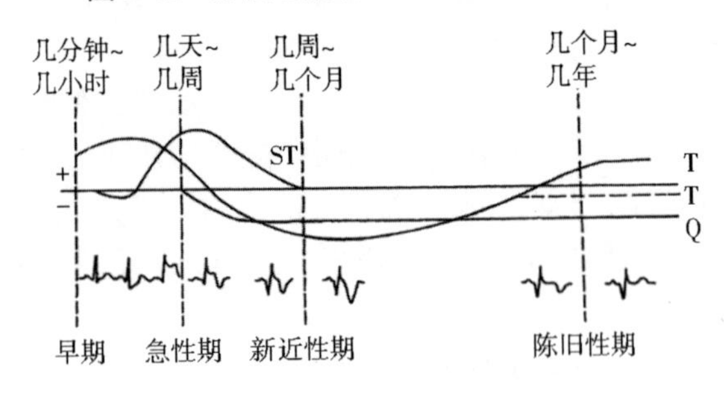

图 3-13　急性心肌梗死心电图波形衍变

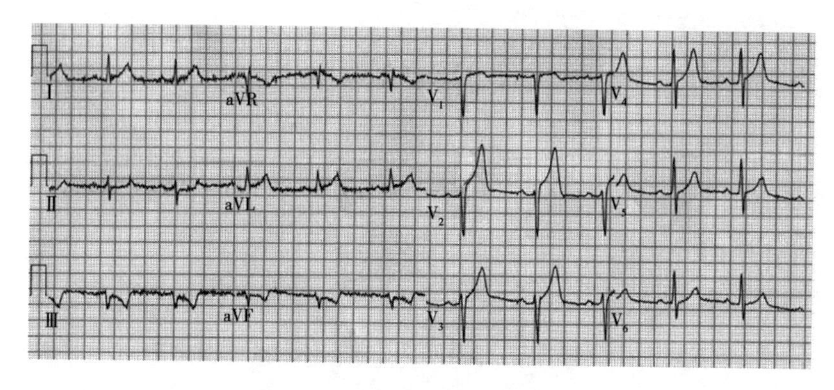

图 3-14　心肌梗死超急性损伤期

患者，男，41 岁，因活动后胸闷 2 月余，加重伴胸痛 7h 就诊，急行心电图示：V_1～V_4 导联 ST 段抬高，T 波高尖；考虑“急性前壁心肌梗死”，急诊造影示前降支近段闭塞，于前降支闭塞处置入支架 1 枚

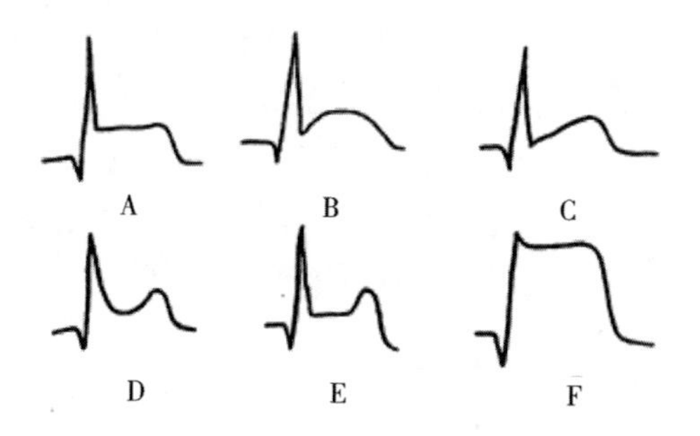

图 3-15　损伤型 ST 段抬高的各种形态

A.平台型 ST 段抬高；B.弓背状 ST 段抬高；C.凸面向上抬高；D.凹面向下抬高；E.形态正常的 ST 段抬高；F.单相曲线

（2）急性期：心肌梗死发生后数小时至数周，一般持续 1 个月时间，此期心肌坏死、损伤、缺血的特征同时存在。特点如下：①弓背抬高的 ST 段与 T 波形成单向曲线，进而 T 波对称倒置，在梗死对应的导联出现 ST 段压低，T 波直立；②出现异常 Q 波，可伴有顿挫或切迹；③R 波降低或消失（图 3-16）。

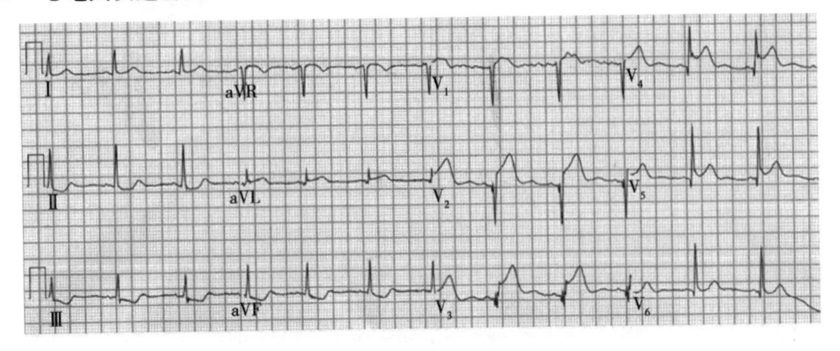

图 3-16　急性广泛前壁心肌梗死

患者，女，44 岁。主因发现泡沫尿 2 月余，血肌酐升高 1 月余住肾内科，诊断为肾病综合征，慢性肾功能不全。近日患者出现发作性胸闷气短，伴有肌钙蛋白逐渐升高，确诊为急性心肌梗死，转心内科行冠状动脉介入治疗。前降支根部完全闭塞置入 1 枚支架

（3）衍变期（充分发展期）：梗死后数周至数月，一般指 1～6 个月，平均为 3 个月，急性后期，心肌损伤组织随着侧支循环的建立，缺血情况逐渐改善，损伤电流逐渐变小乃至消失。特点如下：①坏死型 Q 波依然存在；②抬高的 ST 段回到等电位线，如 ST 段抬高持续 3～6 个月以上仍不降至基线，应考虑室壁瘤的诊断（图 3-17，图 3-18）；③T 波倒置加深，呈冠状 T 波。

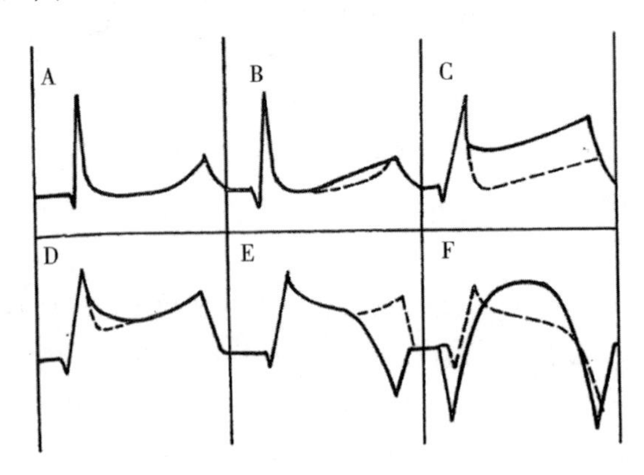

图 3-17　急性心肌梗死 ST-T 衍变规律

A.正常心电图；B～D.超急期；E、F.急性衍变期

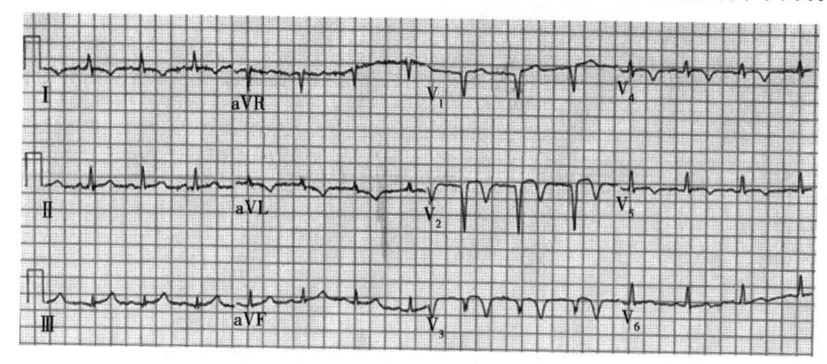

图 3-18　前间壁心肌梗死衍变过程

（4）陈旧性期（又称愈合期）：指心肌梗死后 3 个月，此时坏死的心肌组织已变为瘢痕，心肌供血情况也大为改善。但坏死型 Q 波不变或变浅。极少数人可消失，多见于非穿壁性心肌梗死；ST 段恢复正常；T 波倒置变浅或转为直立。有慢性冠状动脉供血不足者 ST-T 不再恢复正常（图 3-19）。

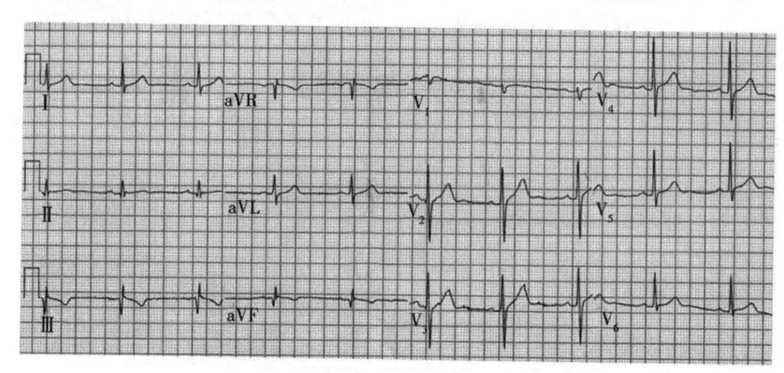

图 3-19　陈旧型下壁心肌梗死

患者，男，53 岁。三支病变，右冠状动脉阻塞，于右冠状动脉置入支架 2 枚。前降支中段狭窄 50%，回旋支中段狭窄 50%，心电图记录于心肌梗死后 10 个月

5. 判断心肌梗死导致的受损心肌的位置　心肌梗死定位诊断见图 3-20，表 3-2。

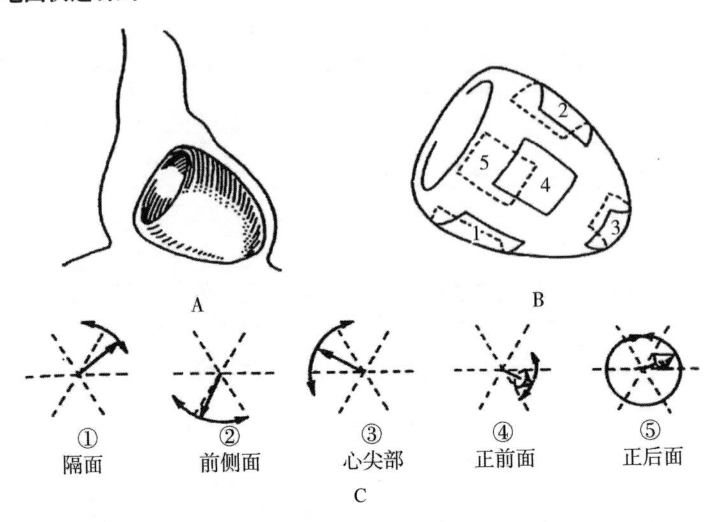

图 3-20 不同部位心肌梗死的 Grant 定位方法

A.左心室于胸腔内的位置（自前向后看）；B. 将左心室划分为 5 个可能发生心肌梗死的部位；C.每个部位发生心肌梗死时产生的异常初始 0.03～0.04s 向量在三轴系统上的投影；①导联 II、III、aVF 导联出现 Q 波及 ST-T 改变；②导联 I、aVL 及某些胸前导联出现 Q 波及 ST-T 改变；③三个标准肢体导联均出现 Q 波及 ST-T 改变；④肢体导联上不出现 Q 波，而胸前导联（V_1～V_3）呈现 Q 波及 ST-T 改变；⑤在常用的肢体导联及胸前导联上可能不产生 Q 波，而于导联 V_1 出现一异常宽大而高耸的 R 波及 ST 段降低

表 3-2 左心室心肌梗死定位诊断

	前壁	前侧壁	前间壁	高侧壁	下壁	正后壁	后侧壁	后下壁（高全后壁）
V_1	－	－	＋	－	－	＋[①]	－	－
V_2	±	＋	＋	－	－	＋[①]	－	－
V_3	＋	＋	±	－	－	±[①]	－	－
V_4	＋	＋	－	－	－	－	－	－
V_5	±	＋	－	±	－	－	±	－
V_6	－	±	－	－	－	－	±	－
V_7	－	±	－	－	－	±	＋	±
V_8	－	－	－	－	－	＋	＋	＋
V_9	－	－	－	－	－	＋	＋	＋
aVL	±	＋	±	＋	－	－	＋	－
aVR	－	－	－	－	－	－	－	－
aVF	－	－	－	－	＋	＋	－	＋

续表

	前壁	前侧壁	前间壁	高侧壁	下壁	正后壁	后侧壁	后下壁（高全后壁）
I	±	+	±	+	−	−	+	−
II	−	−	−	−	+	+	−	+
III	−	−	−	−	+	+	−	+

① 表现为R波升高，T波高耸

6. 特殊心肌梗死要做到不漏诊

（1）正后壁心肌梗死：①右胸导联V_1、V_2有高耸增宽的R波，R/S＞1，直立对称的T波，以及轻度压低的ST段；②加做V_7、V_8、V_9导联出现典型图形，常合并下壁及右心室梗死；③应与A型及C型预激综合征、右束支传导阻滞、右心室肥厚、中隔支传导阻滞、逆钟向转位相鉴别（图3-21）。

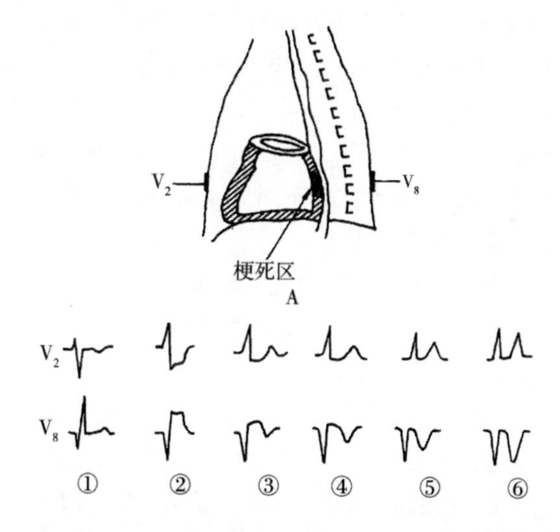

图3-21 后壁心肌梗死时胸前导联V_2、V_8的波形衍变

A.后壁心肌梗死的位置及其与胸前导联的关系；B.后壁心肌梗死各个时期V_2的波形衍变及其与V_8导联波形的关系；①正常；②、③急性期；④～⑥新近性期

（2）右心室梗死：①单纯右心室梗死者少见，常合并下壁、前间壁心肌梗死；②右胸导联V_{3R}～V_{6R}的ST段抬高≥1mm（尤以V_{4R}

为显著）持续 8h 以上；③V_1 导联 ST 段抬高≥1mm，V_2 导联 ST 段压低；④右胸导联 V_{3R}～V_{5R} 出现 QS 型（图 3-22）。

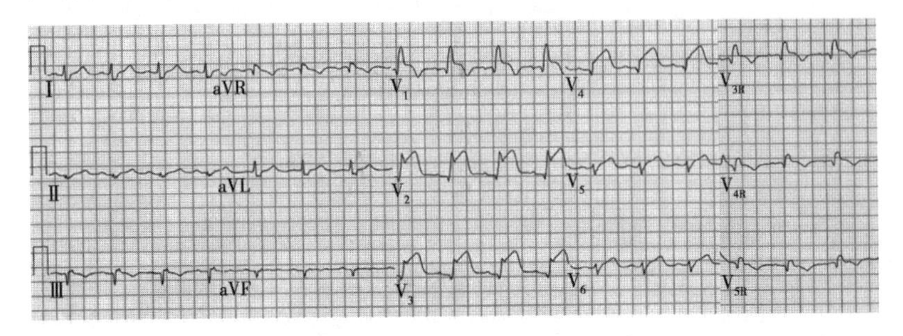

图 3-22　急性前壁、右心室心肌梗死

（3）心房梗死：心房梗死可单独存在，但多与心室梗死并存。①PR 段移位是心房梗死最具特异性的征象；PR 段压低＞0.08mV 或抬高＞0.05mV；②出现对应性 PR 段变化：I 导联 PR 段抬高伴 II、III、aVF 导联 PR 段压低，V_5、V_6 导联 PR 段抬高伴 V_1、V_2 导联 PR 段压低；③P 波形态改变：P 波增宽、切迹呈 M 形或 W 形，也可出现一过性肺型 P 波；④房性心律失常，以频发多源房性期前收缩、房性心动过速、心房颤动多见。

（4）无 Q 波心肌梗死：临床或尸检证明有心肌梗死，但心电图上无典型的急性心肌梗死恢复的特征性改变。主要表现包括：①典型缺血型胸痛或胸闷持续 30min 以上；②血清 CK-MB 与 CK 的峰值大于正常上限 2 倍，或其他心肌酶浓度明显升高；③ST 段抬高（肢体导联≥1mm，胸导联≥3mm），T 波倒置或 ST 段压低（水平型或下垂型≥1mm）持续 24h 以上，且有明显的动态衍变过程；④无病理性 Q 波出现，并能排除左束支传导阻滞或预激综合征；⑤Q 波被束支传导阻滞、预激综合征，心室起搏心律所掩盖。

（5）从室性异位搏动中诊断心肌梗死：①室性异位心搏以向上的波形为主时，出现起始 q 波（必须是面向左心室外膜的导联，而非 aVR、V_1 导联）室性起搏的形态为 qR、qRs、QRS 及 QR 型；②室性异位心搏的 ST 段抬高，呈弓背向上，ST 段方向与主波方向一致；③室性异位心搏的 T 波变得高耸，双肢对称，这可能是急性心肌梗死最早期的表现。

（6）心肌梗死并发心律失常：急性心肌梗死引起猝死的三大并发症为致命性心律失常、泵衰竭、心脏破裂，而引起心律失常的主要原因有：①心肌梗死本身的缺血损伤坏死引起的；②自主神经因素引起快速性心律失常；③疼痛导致迷走张力亢进；④代谢紊乱，钾离子的释放心肌应激性增高，触发室性心律失常；⑤心力衰竭引起心脏扩张，诱发各种心律失常。

常见的临床种类如下。

1）窦性心动过缓：常由右冠状动脉闭塞，致窦房结缺血或迷走神经张力增高引起；发生率仅次于室性期前收缩，后壁、下壁梗死的发生率比前壁心肌梗死高出 3 倍；常见于梗死后的最初几小时内，可并发房室传导阻滞。轻度窦性心动过缓，心率 50～59 次/分，常无临床意义；重度窦性心动过缓，心率 30～40 次/分，出现低血压、晕厥等。

2）窦性心动过速：常由泵衰竭引起发热、低血容量、心包炎、肺部感染等为促发因素；发生率为 30%，常见于前壁心肌梗死；持续时间短，无临床意义，持续数天以上，可以发生梗死再扩展。

3）房性期前收缩：特点为与心力衰竭引起的心房扩张有关；多见于前壁心肌梗死，发生率为 20%～25%。

4）阵发性室上性心动过速：发生率 5%左右，心率一般在 200 次/分左右。

5）心房颤动：发生率为 15%，多见于前壁心肌梗死；多呈阵发性，但可反复发作，心室率快时，加重泵衰竭，病死率高。

6）室性期前收缩：室性期前收缩常见，发生率高达 80%～100%，常见于梗死的初期阶段；偶发室性期前收缩无临床意义，频发或呈 R on T 现象，多源、连发应及时处理。

7）室性心动过速：发生率 10%～30%，与梗死部位无明显关系；持续 30s 以上，可出现心力衰竭、脑缺血症状，病死率高。

8）心室颤动：发生率为7%～11%，其中90%发生在梗死后12h内，尤以发病后4h内最高，是引发猝死的主要原因；多见于前壁及下壁心肌梗死。

9）加速的室性逸搏心律：发生率为8%，心室率60～100次/分；常见于梗死后2～3d，呈短阵发作，预后较好。

10）房室传导阻滞：下壁及后壁心肌梗死常发生一度、二度或三度房室传导阻滞，一般为一过性和可逆性，预后良好；前壁梗死常合并一度或三度房室传导阻滞，一般不可逆，预后差。

11）心肌梗死合并束支传导阻滞：心肌梗死合并右束支传导阻滞；心肌梗死合并左束支及分支传导阻滞（图3-23）。

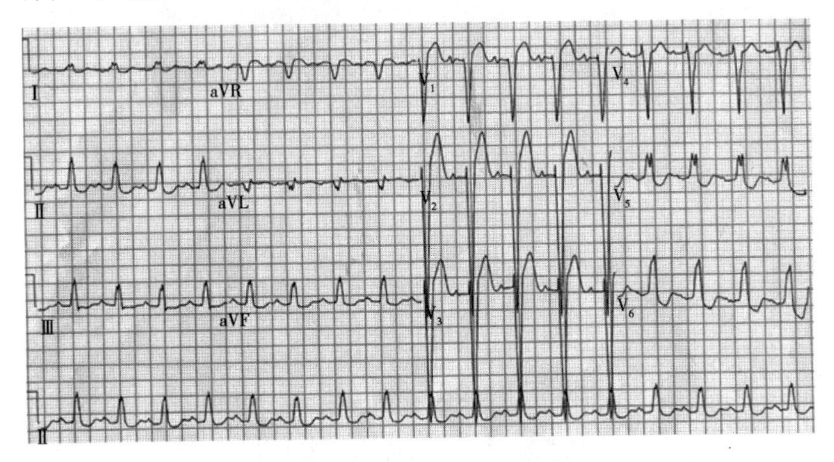

图3-23　急性前壁心肌梗死合并完全性左束支传导阻滞

患者，男，69岁。因发作性胸痛7年，再发1个月于2014年9月5日入院。行超声心动图示：EF 44%，节段性室壁运动障碍（室间隔心尖段、左心室心尖部），室间隔基底段增厚，左心室整体功能减低、三尖瓣轻度反流，急行心电图检查示：完全性左束支传导阻滞、ST-T 改变。急诊生化示：肌钙蛋白T 3.570ng/ml（↑）、尿素12.90mmol/L（↑）、肌酐131.1μmol/L（↑）、肌酸激酶196.8U/L、乳酸脱氢酶400.3U/L（↑）、肌红蛋白定量132.0ng/ml（↑）、肌酸激酶同工酶定量测定12.48ng/ml（↑）。患者于2014年9月9日行冠状动脉造影检查，结果提示：左主干未见明显狭窄，前降支中段闭塞100%，第一对角支近段节段性狭窄90%，回旋支中段闭塞100%，右冠状动脉中段局限性狭窄、溃疡80%。于2014年9月11日行前降支、第一对角支PCI术

（7）心肌梗死合并室壁瘤：心肌梗死后，坏死部位心肌纤维化，室壁变薄，形成瘤体向外膨出，称为室壁瘤，常发生于较大面积的心肌梗死，心肌梗死后 1 个月抬高的 ST 段应回到基线，如 3 个月后，仍持续抬高，应考虑室壁瘤形成，可做心脏超声确诊。

急性心肌梗死系严重的突发性心血管事件，早期诊断及干预有助于提高预后及生活质量，对于心肌梗死的超急性期，尤其要提高警惕，密切注意心电图的动态变化，及时发现、及时治疗可以避免发展到急性期，并能缩小梗死面积，减少病死率。

（二）急性心肌缺血

急性冠状动脉供血不足是心绞痛症状突然加重或原来伴有或原来不伴有心绞痛者由于某些原因诱发急性心肌缺血。急性冠状动脉供血不足持续时间短暂，一般仅数分钟。心肌缺血缓解后，心电图立即恢复原状。

1. 损伤型 ST 段改变

（1）ST 段下降：缺血区的导联上 ST 段下降的形态呈水平型、下斜型和低垂型。ST 段下降的程度＞1mm 持续 1min 以上。

原有 ST 段下降，急性冠状动脉供血不足时，在原有基础上 ST 段再下降≥1mm。

原有 ST 段抬高者，ST 段可暂时回到基线上，或 ST 段抬高的程度减轻。

ST 段下降代表心内膜下心肌缺血。根据 ST 段下降的导联可以判定心肌缺血的部位。

ST 段下降的程度≥2mm，提示多支病变（图 3-24，图 3-25）。

（2）ST 段抬高：ST 段抬高≥2mm 见于自发性心绞痛及变异型心绞痛，是冠状动脉暂时性闭塞或几乎完全阻塞引起的局部穿壁性心肌损伤。持续时间超过 20min，迅速发展成为急性心肌梗死（图 3-26）。

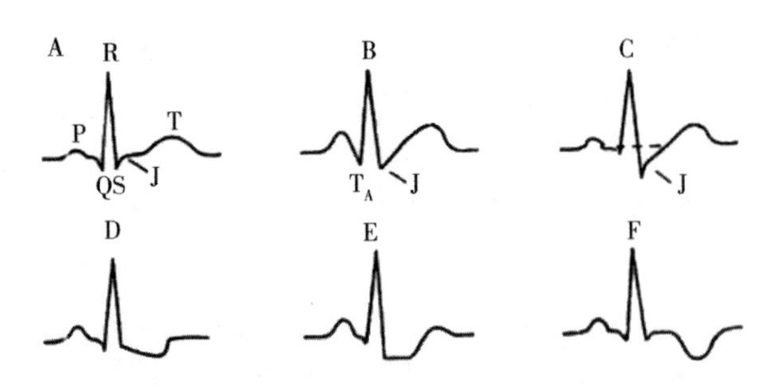

图 3-24 各型 ST-T 改变

A．正常的 P-QRS-T；B.由于 Ta（Tp）的加大而引起的假性的 ST 段降低；C.单纯 J 点下降；D.缺血性 ST 段降低（斜倾型），计算降低程度时应计算其最低处至等电位线的距离；E.缺血性 ST 段压低（水平型）；F.单纯的 T 波倒置

2. T 波改变

（1）T 波高耸直立：心绞痛发作时，T 波突然异常增高变尖，两支对称，基底部变窄，Q-T 间期缩短。

T 波高尖代表急性心内膜下心肌缺血。缺血缓解以后，T 波立即恢复原状（图 3-27）。

（2）T 波倒置：心绞痛发作时 T 波双向或倒置，代表心外膜下心肌缺血，巨 T 波倒置，两支对称，是穿壁型心肌缺血的反应。

3. U 波改变　心绞痛发作时 U 波倒置是前降支病变的特征。少见情况下出现一过性 U 波增大，时间增宽，U 波振幅可以超过 T 波。

4. 一过性急性心肌梗死波形　严重冠状动脉供血不足，缺血损伤区心肌细胞暂时处于电静止状态，面对缺血损伤区的导联出现一过性心肌梗死 Q 波或 QS 波，这种异常 Q 波持续时间短，心绞痛缓解以后，损伤区心肌供血得到改善，再次恢复电动力，Q 波迅速消失。

5. 一过性心律失常　心绞痛发作时可出现一过性心律失常，包括窦性心动过速、窦性心动过缓、窦性停搏、窦房传导阻滞、房性期前收缩、房性心动过速、心房扑动或心房颤动、交界性逸搏、交界性心动过速、房室传导阻滞、束支传导阻滞、室性期前收缩、室性心动过速、心室扑动、心室颤动等。

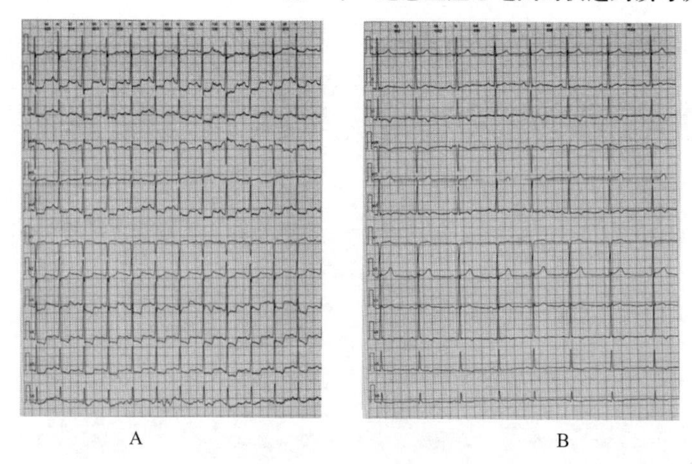

图 3-25　典型心绞痛

患者，男，66 岁，因“劳力性憋闷 1 周”入院。冠状动脉造影显示前降支全程弥漫性狭窄 80%，第二对角支弥漫性狭窄 70%，回旋支近段管状狭窄 50%，回旋支远段闭塞 100%，第一钝缘支弥漫性狭窄 80%，右冠近中段弥漫性狭窄 90%。A.心绞痛发作时Ⅱ、Ⅲ、aVF、V_2～V_6 导联 ST 段压低 0.05～0.25mV；B.症状缓解以后 ST 段恢复原状

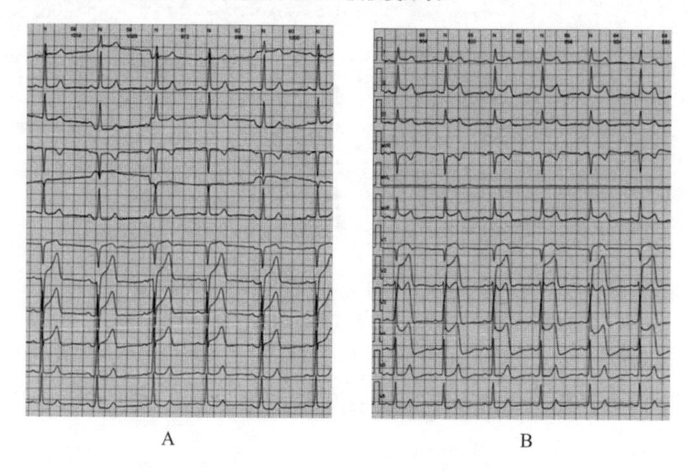

图 3-26　变异型心绞痛

患者，男，58 岁。因“发作性胸痛 1 月余，再发 3d”入院。24h 动态心电图回放时发现：I、II、aVF、V_1～V_4 导联 ST 段抬高发生于 6 点 08～15 分、27～32 分、47～49 分、7 点 05～07 分，患者表现心前区疼痛。冠状动脉造影示：前降支近段可见节段性粥样硬化，约 30%狭窄，右冠状动脉近段可见节段性粥样硬化，约 30%狭窄。明确诊断为变异型心绞痛

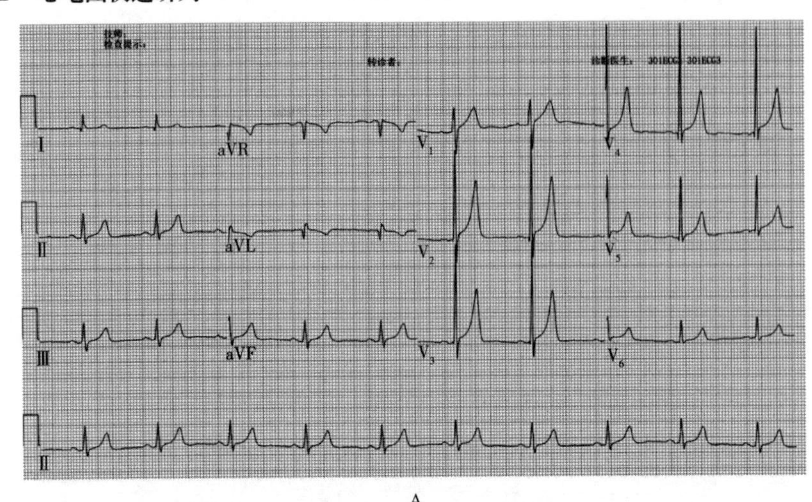

A

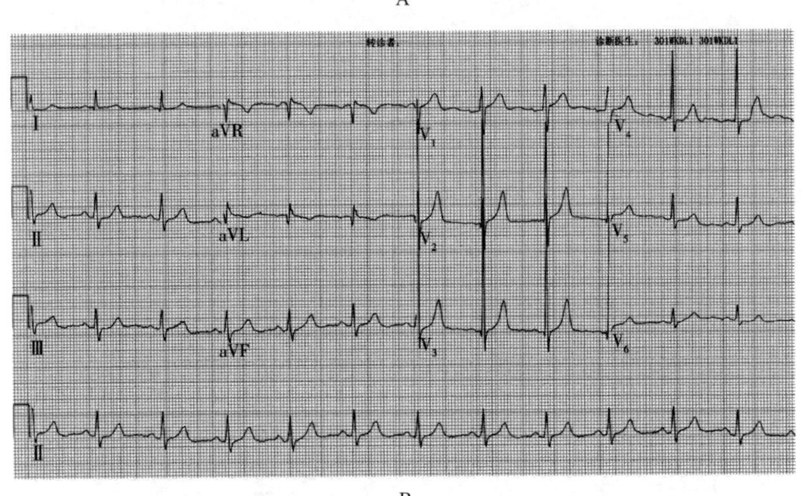

B

图 3-27 急性心内膜下心肌缺血

患者，女，根据 12 导联常规心电图可见 T 波高尖（A），患者诉有胸痛，不排除急性心内膜心肌缺血可能，立即报告主管医师，进一步追踪患者，冠状动脉造影显示多支病变合并有肾动脉狭窄。症状缓解后心电图可见 T 波高尖程度得到改善（B）

（三）电解质紊乱

1. 高钾血症　血钾高于 5.5mmol/L 时称为高钾血症。常见于尿毒症。血钾浓度增高时，静息电位负值减小，0 相上升速度减慢，3 相坡度变陡，4 相上升速度减慢（图 3-28），抑制心肌的自律性、兴奋性、传导性。其心电图特征如下。

（1）血钾升高至 5.5～6.9mmol/L 时：①T 波振幅增高，基底部变窄，波顶变尖呈“帐篷状”T 波；②P 波振幅减小；③QRS 时限进一步增宽，S 波增深（图 3-29）。

（2）血钾升高至 7.0～9.9mmol/L 时：①P 波消失；②QRS 时限进一步增宽，形成所谓的窦-室传导节律。

（3）血钾升高至 9.9mmol/L 以上时，QRS 显著增宽，并与 T 波融合在一起，严重者出现心室颤动或全心停搏（图 3-30）。

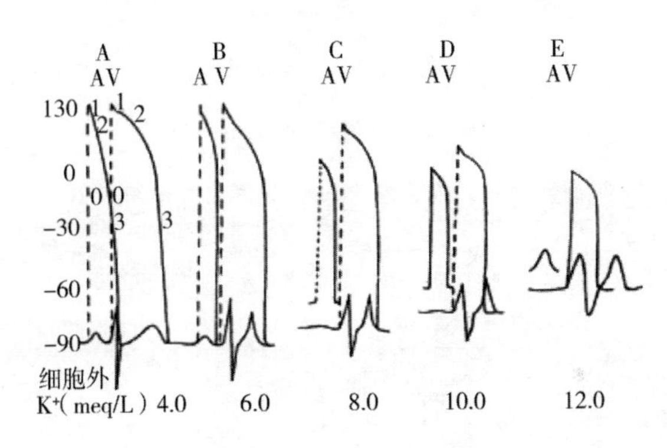

图 3-28　高钾血症心房肌（A）及心室肌（V）动作电位变化及相应的心电图改变

图 A 示动作电位从振幅达 130mV（0 时相超射＋30mV），注意随着细胞外钾浓度的升高，动作电位 0 时相振幅逐渐降低，其上升断线越密集，表示上升速度越慢，最后（D、E）成一连续线，3 时相陡度逐渐增加（T 波高耸），静止膜电位（RMP）亦逐渐变小，随着上述一系列动作电位曲线的变化，心房肌及心室肌的传导障碍逐渐明显，如 P 波由低平逐渐消失，QRS 波逐渐增宽，而且心房肌的变化较心室肌更为显著，应注意的是动作电位曲线是单个心肌纤维的变化，而心电图是全部心房肌心室肌的综合结果，D、E 图示心电图 QRS-T 的范围超出了动作电位曲线，这是因为是心肌明显传导障碍之后还出现了继发性复极改变之故

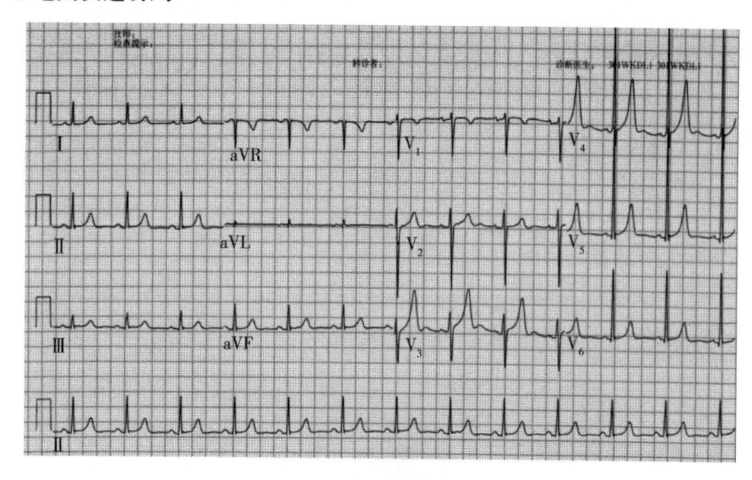

图 3-29 高钾血症

患者，男，20 岁，血钾 5.9mmol/L

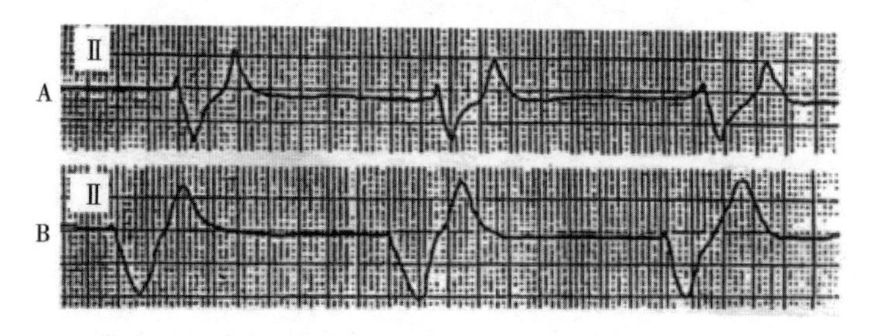

图 3-30 高钾血症引起的窦-室传导节律

A.血钾 7.2mmol/L；B.血钾 8.4mmol/L

2. *低钾血症* 引起低钾的常见原因有呕吐、腹泻、食欲缺乏、营养不良，周期性麻痹、肾功能减退、碱中毒、长期使用利尿药、长期应用肾上腺皮质激素及胰岛素等。其产生机制主要是由于细胞膜外钾浓度降低而引起静息电位负值增大，使动作电位变为慢反应电位，出现异常自律性，导致严重心律失常，甚至死亡。血钾浓度低于 3.0mmol/L 时其心电图特征见图 3-31，图 3-32。

（1）U 波振幅增高大于 0.1mV，往往超过同一导联上 T 波振幅，以 V_3 导联最敏感。

（2）T 波普遍低平或倒置。

（3）T-U 融合，Q-T 间期延长。

（4）ST 段下降。

（5）部分病例出现窦性心动过速、室性期前收缩、室性心动过速等。

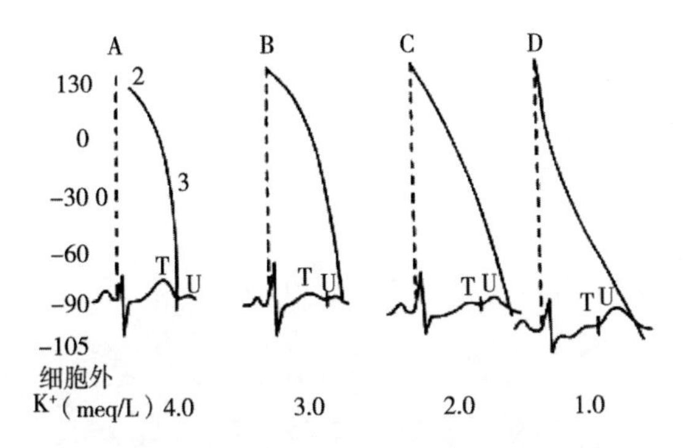

图 3-31　低钾时心室肌动作电位及心电图改变

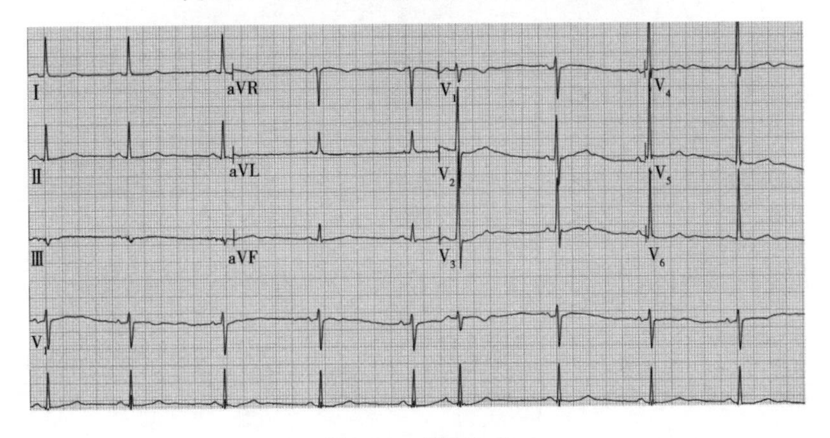

图 3-32　低钾血症

患者，女，56 岁。血钾 2.61mmol/L，U 波增大，T 波降低

血钾过低可促使心肌对洋地黄的敏感性增加，诱发或加重洋地黄中毒及其有关的心律失常，心电图诊断低钾血症时应密切结合临

床病史，除外其他原因所致的巨大U波。

3. 高钙血症　高钙血症较少见，引起高钙血症的主要病因有原发性甲状旁腺功能亢进症、恶性肿瘤、继发性甲状旁腺功能亢进症。由于慢性肾炎、维生素D缺乏、低血磷与肾衰竭、慢性血液透析等引起的长期低血钙，刺激甲状旁腺增生。甲状腺功能亢进、维生素D中毒、补钙过多在高血钙后引起动作电位2相缩短，心电图特征如下。

（1）ST段缩短（图3-33）。

（2）Q-T间期缩短。

（3）常有明显U波。

（4）严重者可出现不同部位的传导阻滞。

（5）临床上有可引起高钙血症的病因。

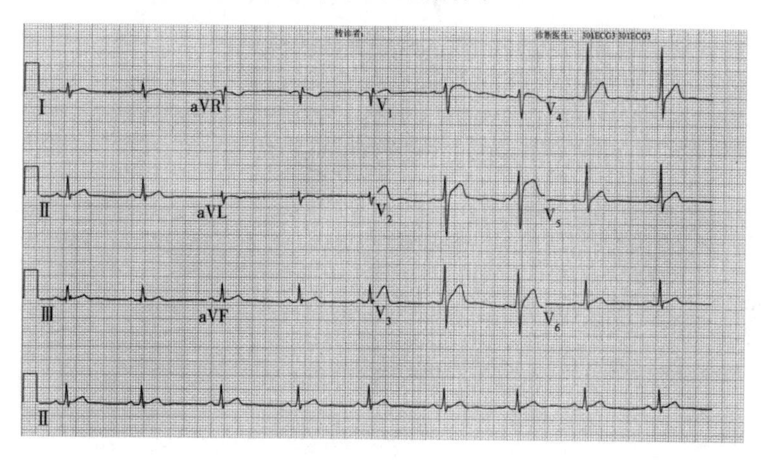

图3-33　高钙血症

患者，男，48岁。主诉“体检发现甲状腺结节1周”入院，诊断：甲状旁腺功能亢进，甲状旁腺瘤，甲状腺结节。血钙：2.99mmol/L

严重高钙血症可引起窦性停搏、房室传导阻滞、期前收缩、心动过速。高钙血症可严重作用于缩短动作电位，与洋地黄类似，故使用洋地黄时务必避免静脉使用钙剂，否则可致心室颤动而突然死亡。

4. 低钙血症　引起低钙血症的常见原因有：维生素D代谢障碍，包括维生素D缺乏性软骨病、肠道吸收障碍、肝胆疾病及长期应用抗惊厥药物、肾性软骨病、甲状旁腺功能减退、慢性肾衰竭、急性胰腺炎等。血钙浓度降低主要引起动作电位 2 相延长，心电图特征如下。

（1）ST 段平坦延长（图 3-34）。

（2）Q-T 间期延长。

（3）有引起低钙血症的病因可查。

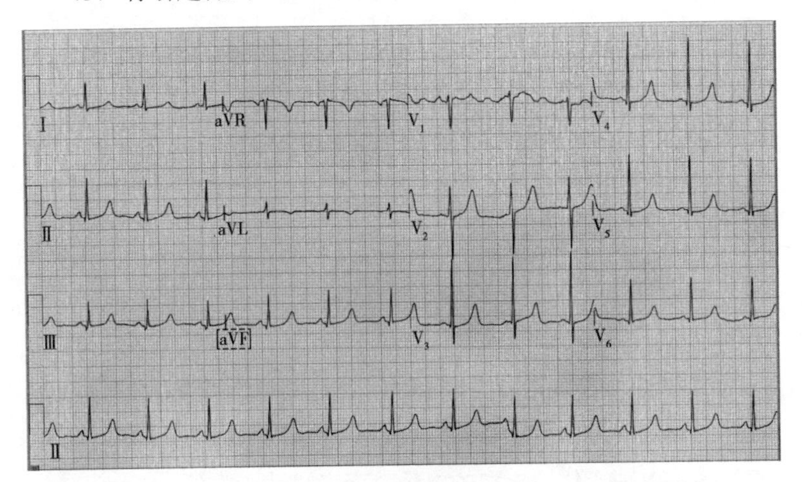

图 3-34　低钙血症

患者，女，42 岁。IgA 肾病，血钙 1.96mmol/L

严重低钙血症 ST 段延长更明显，T 波可出现倒置，伴发各种类型的期前收缩，若伴有低钾血症时，U 波增高，如伴有高钾血症时，T 波高尖。低钙血症被纠正以后，心电图上延长的 ST 段逐渐恢复正常。

（四）急性肺栓塞

急性肺栓塞是静脉系统的（如血栓、气体、羊水、脂肪）栓子，顺血流堵塞肺动脉的临床综合征。临床上具有发病率高、误诊率高、病死率高的特点。急性肺栓塞的心电图特征如下。

1. 肢体导联改变

（1）$S_{I}Q_{III}T_{III}$现象：即 I 导联出现 S 波，III导联出现明显 Q 波，T 波倒置。其发生率为 10%～50%。诊断肺栓塞的敏感性约 50%，并常在 2 周内消失。S_{I}、Q_{III}、T_{III}被认为是肺栓塞常见而重要的心电图改变（图 3-35）。

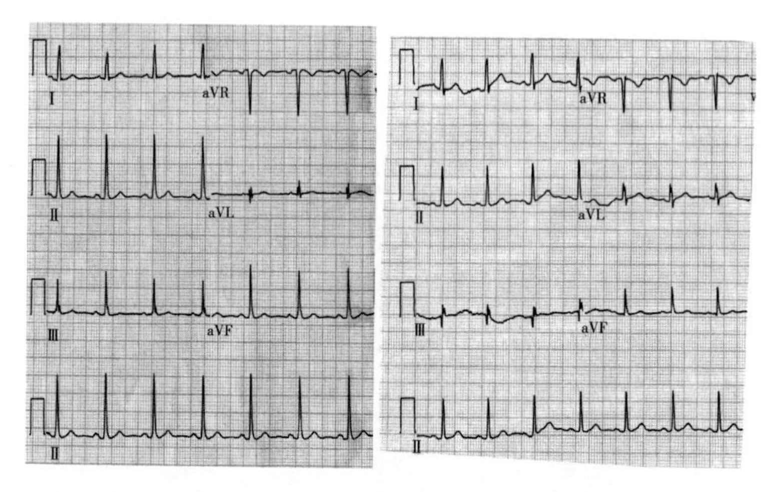

图 3-35　患者，男，27 岁。咳嗽，咯血，胸痛 20 余天入院

（2）额面电轴右偏：肺栓塞患者 QRS 电轴可以呈现右偏、左偏或不确定电轴变化，典型的电轴改变多描述为右偏。

（3）ST 段变化：急性肺栓塞心电图既可出现 ST 段下移（30%左右），也可出现 ST 段抬高（10%左右），下移或抬高的程度一般较轻。

（4）肺型 P 波及 PR 压低：Ⅱ导联 P 波振幅增高＞0.25mV，发生率 20%～31%。部分肺栓塞患者可出现 PR 段压低。

（5）其他：如 aVR 导联出现终末 R 波，一过性 QRS 波肢体导联低电压等。

2. 胸前导联改变

（1）T 波倒置：急性肺栓塞患者胸前导联 T 波倒置的发生率为 40%，最常出现于 V_1～V_3 导联，有时可累及 V_4～V_5 导联。胸前导联 T 波倒置多呈对称性，深度不等。一般自右向左逐渐变浅。

（2）ST 段改变：少数患者出现 V_1～V_3 导联 ST 段抬高，呈弓背向上图形。程度较轻，且无演变。少数患者 V_5～V_6 导联可出现轻度ST段下移。

（3）顺钟向转位：胸前导联亦可出现明显的顺钟向转位图形，持续时间不定，可从数小时至数周不等。

（4）其他：右胸导联可出现r波增高，以V_2、V_3导联最为显著。

3. 心律失常　窦性心动过速是急性肺栓塞最常见的心律失常，心率多为100～125次/分。房性心律失常，尤其是心房颤动和心房扑动也常见于急性肺栓塞患者，多为一过性。

右束支传导阻滞的发生率为25%，多为一过性改变，常在右心血流动力学参数恢复正常后消失，也可以持续3个月至数年。右束支传导阻滞是一种非特异性的心电图指标，虽无确诊意义，但是对于突然发生的右束支传导阻滞应高度警惕（图3-36）。

肺栓塞的主要心电图特征可总结如下：①$S_{Ⅰ}Q_{Ⅲ}T_{Ⅲ}$现象；②右胸导联T波倒置；③明显顺钟向转位；④新出现的右束支传导阻滞；⑤窦性心动过速；⑥QRS电轴右偏。

若发病前12导联心电图正常，发病后出现上述的一项或多项心电图改变，应高度提示肺栓塞。

（五）急性心包炎

心包炎是指心包膜脏层和壁层的炎性改变。各种病因导致的急性心包炎，心电图几乎都有异常，分以下3个阶段（图3-37，图3-38）。

第一个阶段：炎症波及心包下层表层心肌，产生损伤电流，引起ST段普遍抬高0.20～0.5mV，因心肌损伤的程度较轻，ST段抬高的程度比急性心肌梗死时轻。心包积液时，QRS电压减低，T波保持直立，此期持续数小时，长者数日。

第二阶段：主要为复极异常，表现为ST段逐渐回至基线，T波由直立转为低平、双向或倒置。心包大量积液时，QRS低电压，窦性心动过速。此阶段持续数日至数周。

第三阶段：为恢复期，经数日或数周衍变以后，大部分心电图逐渐转为正常。

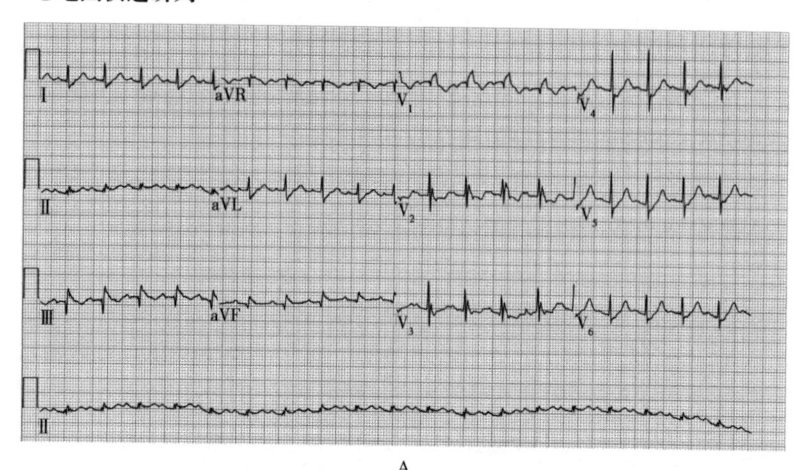

A

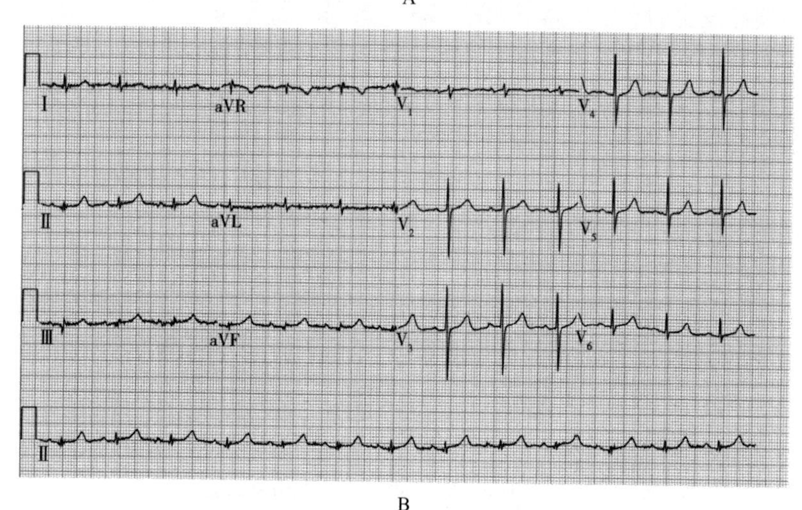

B

图 3-36　急性肺栓塞

患者，男，92 岁。主诉“进食呛咳 1 周，发现肺部阴影 2d”入院。血浆 D-二聚体测定 1.64μg/ml（↑），血浆纤维蛋白原测定 4.63g/L（↑），氧饱和度 82%。入院时心电图如图 A 所示，经治疗后 $S_{I}Q_{III}$幅度减轻，T_{III}消失，右束支传导阻滞消失

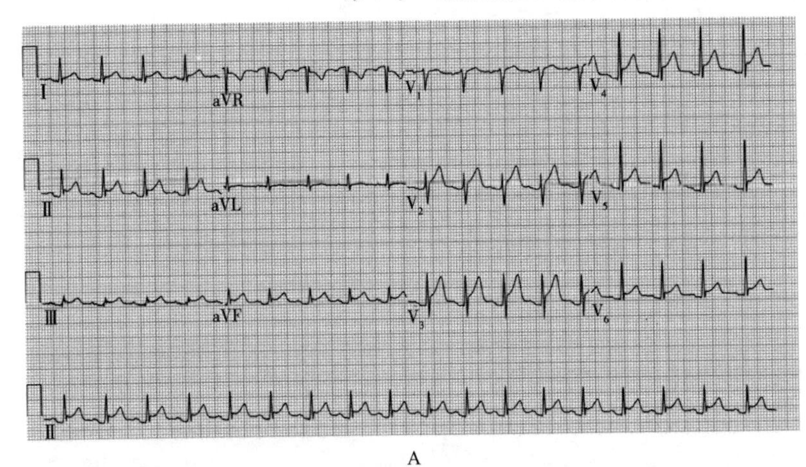

A

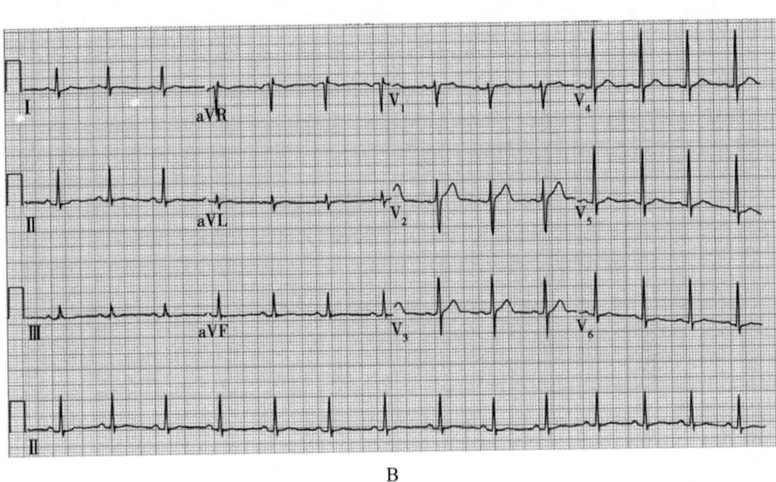

B

图 3-37　急性心包炎

患者，男，39 岁。主诉“胸痛 10 余小时”入院。诊断：急性心包炎。A.可见全导联 ST 段普遍抬高。B.经过治疗后复查心电图 ST 段恢复至基线水平

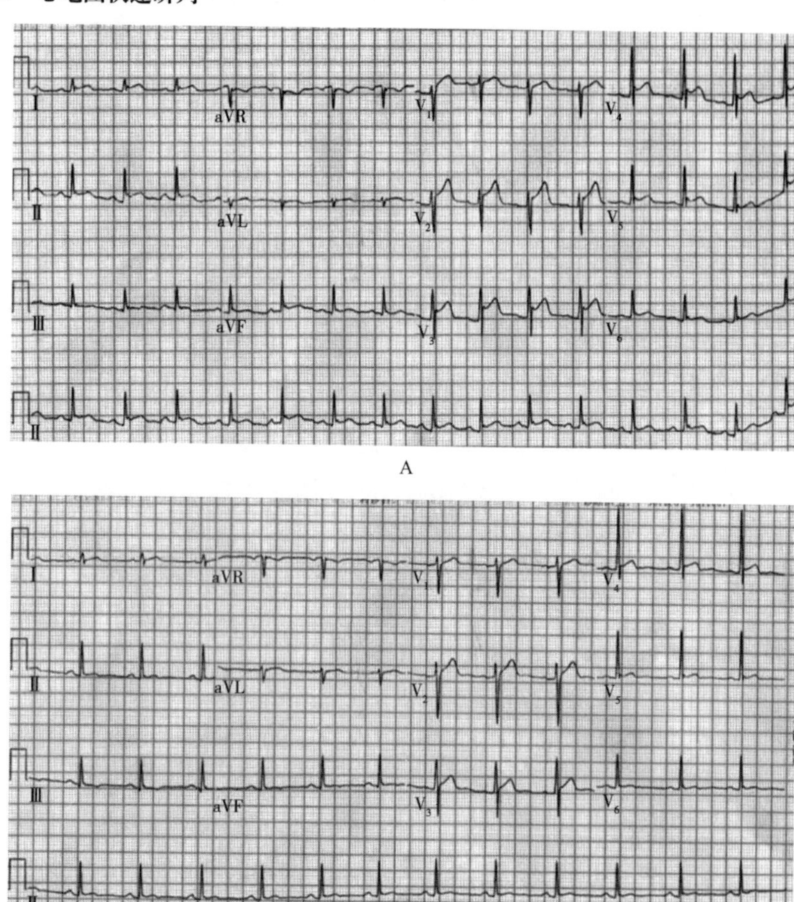

B

图 3-38　急性心包炎

患者，男，25 岁。因发热 2d，胸痛 1d 入院。心脏超声：壁层心包回声增强，提示心包炎改变。A.可见全导联 ST 段普遍抬高。B.经治疗后复查心电图 ST 段较前有所回落

（六）急性心肌炎

心肌炎是指心肌本身的炎性改变。急性心肌炎患者心肌细胞发生弥漫性炎性浸润，心肌细胞变性、溶解和坏死，并可累及心脏传导系统，引起一系列的心电图改变。其心电图特征如下。

1. 窦性心律失常　窦性心动过速占 30%。窦性停搏及窦房传导阻滞较为少见。

2. 传导阻滞　以房室传导阻滞和室内传导阻滞相对多见。大多数传导阻滞为可逆性，随心肌炎好转，传导阻滞可逐渐减轻或消失。

3. QRS 波群低电压和异常 Q 波　重症心肌炎患者因心肌损害严重，除极向量减低，可表现为 QRS 波群低电压。有的还可出现异常 Q 波，ST 段抬高，酷似急性心肌梗死，病情恢复后异常 Q 波消失，ST 段恢复正常（图 3-39）。

4. ST-T 改变　70%的心肌炎患者有 ST-T 改变，主要表现为 ST 段下移，T 波低平或倒置。急性重症患者可出现 ST 段抬高。

5. Q-T 间期延长　部分心肌炎伴有 Q-T 间期延长。

6. 心律失常　各种心律失常均可出现，以室性期前收缩、房性期前收缩最常见，其次为心房颤动和阵发性室上性心动过速。心室扑动与心室颤动罕见。

（七）Brugada 综合征

1992 年 Brugada P 和 Brugada J 报道了 8 例右束支传导阻滞伴 ST 段抬高合并多形性室性心动过速或心室颤动的患者，被命名为 Brugada 综合征。目前对 Brugada 综合征的确切机制尚不明了，初步研究认为与瞬间外向电流以 Ito 所致心肌细胞动作电位出现明显切迹和平台期减弱或消失有关。由 Ito 所致的电位变化主要发生在右心室的心外膜心肌，不发生在心内膜，心外膜电位高于心内膜形成电位梯度，引起 V_1～V_3 导联 ST 段抬高，而 2 相折返是先发生室性心动过速和心室颤动的电生理因素。由此认为 Brugada 综合征是一种“电疾病”。Brugada 在 7 年内报道了 63 例 Brugada 综合征，经过多种检查包括心肌活检尸检均未发现心肌结构异常。但也有报道右心室前壁脂肪沉积，右束支坏死及右室心肌病。

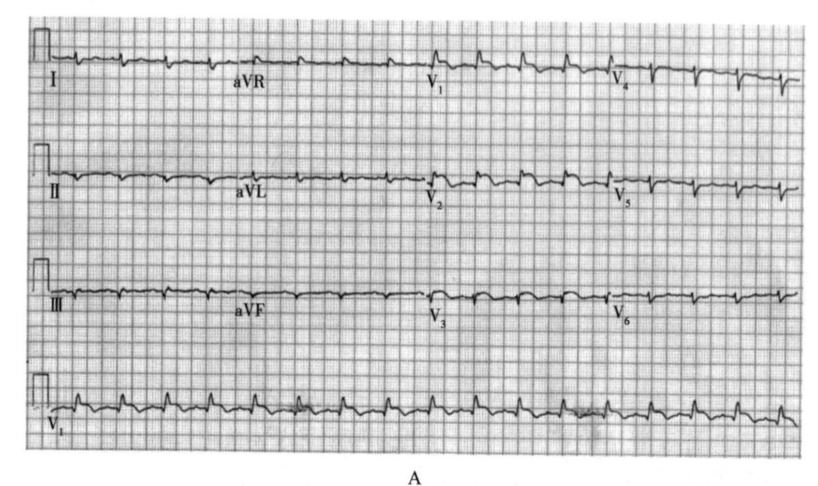

A

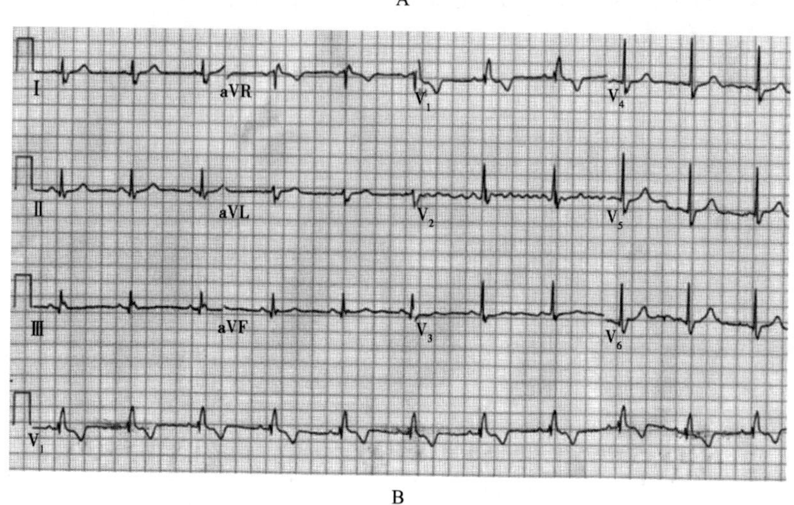

B

图 3-39　急性心肌炎

患者，女， 45 岁。1 周前上楼时出现胸闷，伴有呼吸困难、头晕、大汗，跌倒在地，今为求进一步诊治入院。图 A 为入院时心电图，9 个月后复查心电图（图 B）：窦性心律，不完全性右束支传导阻滞。与图 A 比较，QRS 低电压、下壁及前间壁异常 Q 波均消失，ST 段复位

典型的 Brugada 综合征心电图诊断特征为：①V_1、V_2或 V_3导联类似右束支传导阻滞图形，即 rSr′型；②ST 段呈马鞍形或弓背状持续抬高，也可时而恢复正常；③V_1、V_2或 V_3导联 T 波倒置；④Q-T

间期正常；⑤ST-T 改变达到顶峰时可发生室性心动过速或心室颤动（图 3-40）。

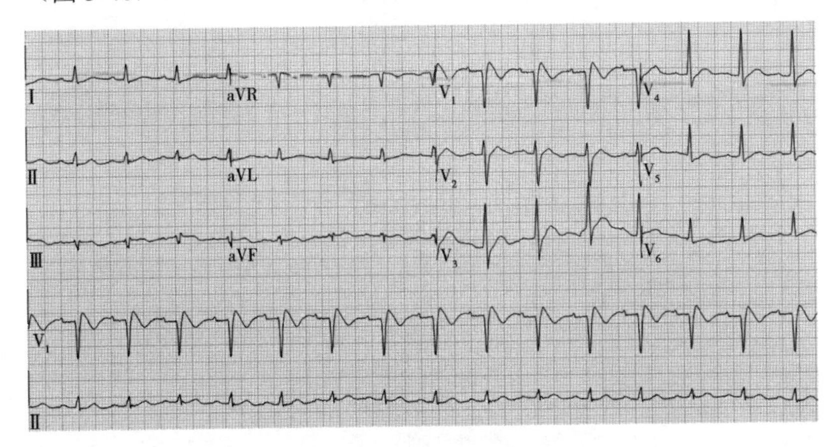

图 3-40　Brugada 综合征

患者，男，61 岁。头晕入院

（八）急性脑卒中

急性脑血管病的心脏损害主要表现在心电图上，在急性脑血管病发生后数小时就可见到，心电图变化复杂，但缺乏特异性，易与急性心肌梗死相混淆。蛛网膜下腔出血患者的心电图改变具有较高的特异性，主要表现 Q-T 间期延长，巨大 T 波或巨大 U 波。

脑血管病心电图改变的机制尚不清楚，可能与丘脑下部分自主神经中枢功能失常，电解质紊乱，肾上腺素分泌增加，心内膜下心肌缺血、损伤及坏死，儿茶酚胺性心肌损害等因素有关。

急性脑卒中心电图特征如下（图 3-41，图 3-42）。

1. P 波高尖，P＞0.25mV。

2. 一过性急性心内膜下心肌梗死图形，ST 段显著下降，T 波倒置增深。

3. 出现心肌梗死的 Q 波。

4. R 波振幅增大。

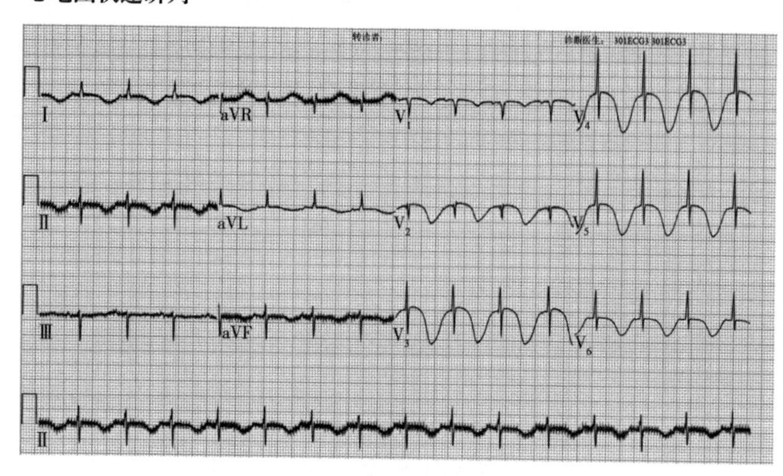

图 3-41　急性脑卒中

患者，女，64 岁。主诉“突发头痛，意识丧失 29h”入院，诊断：蛛网膜下腔出血，肺部感染，高血压 3 级

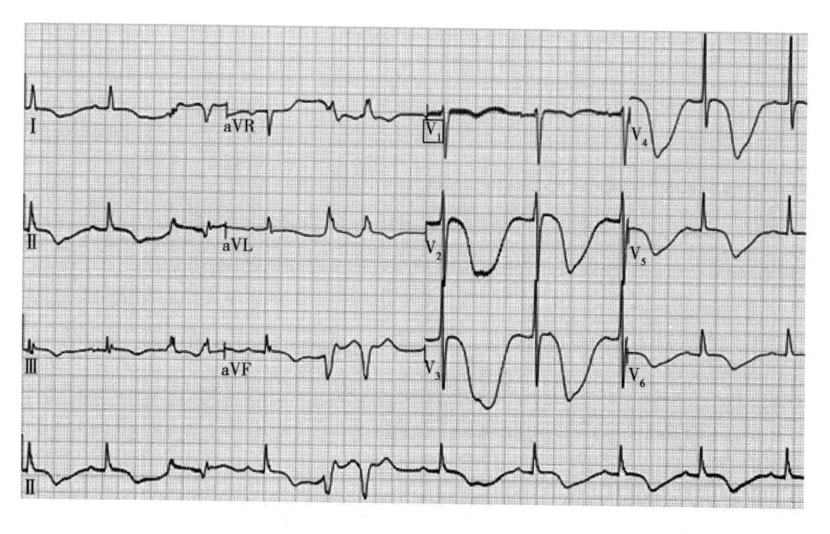

图 3-42　急性脑卒中

患者，男，60 岁。因洗澡时突发头痛、呕吐 1d 入院。头颅 CT 和 CTA 检查示：蛛网膜下腔出血，左侧后交通动脉瘤

5. QRS 时限增宽，QRS 终末部分出现原因不明的双相或多相巨

大T波，与QRS波群融合在一起。

6. 出现巨大T波。

7. Q-T间期延长。

8. U波振幅增大，酷似低钾血症心电图改变。

（九）长QT综合征

长QT 综合征（long QT syndrome，LQTS），是一种临床上表现为心悸、晕厥、心脏性猝死且易发生恶性室性心律失常的遗传性心脏离子通道病，常于青少年发病，是青少年猝死的主要原因，最新研究报道其发病率为1∶2500。长QT综合征分为获得性LQTs和遗传性LQTs两类（图3-43）。

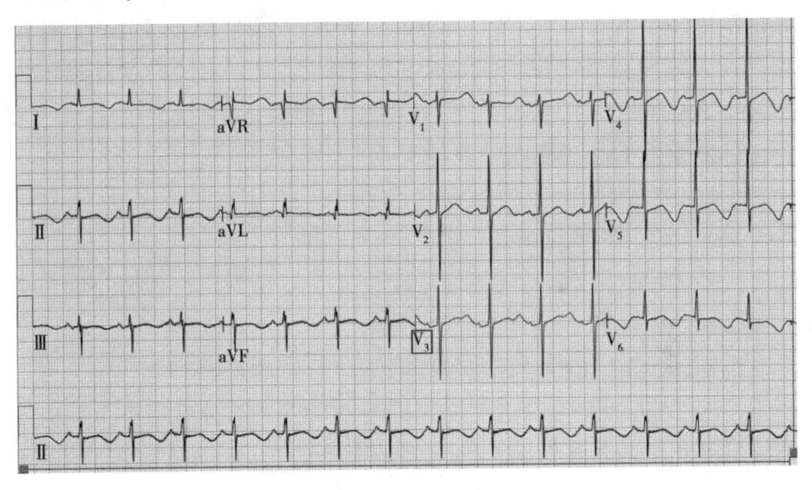

图3-43　长QT综合征

患者，男，74岁。因“泌尿性感染，前列腺癌？肺部感染，呼吸衰竭”入院，心电图可见QT延长，报告病房，患者出现频发室性心动过速，心内科会诊后给予异丙肾上腺素等治疗

目前，已发现的LQTS致病基因有15个亚型，最常见的3种致病基因是*KCNQ*1（LQT1）、*KCNH*2（LQT2）和*SCN*5A（LQT3），占遗传性LQTS 患者的90%以上。其中，我国最常见的LQTS 类型是LQT2。

1. LQT1 型心电图特点　T 波高大，上升支慢且无切迹，T 波基底部宽，又称“胖大 T 波”。可分为 4 型。①婴儿型：T 波上升支斜直向上；②宽 T 波型；③正常 T 波型：T 波形态正常，Q-T 间期延长；④正常 T 波伴 ST 段延长。

2. LQT2 型心电图特点　ST-T 形态：常见有切迹的 T 波，切迹可出现在 T 波初始、顶点或下降支，也可表现为 T 波低平。

3. LQT3 型心电图特点　ST 段长伴有尖、窄的 T 波；ST 段不长，但 T 波尖而不对称。

（十）病态窦房结综合征

病态窦房结综合征是由窦房结缺血、炎症或纤维化引起的窦房结起搏点传导障碍。包括一系列心律失常：窦性心动过缓、窦性停搏、窦房传导阻滞、慢快综合征、窦性心律变时功能不全。临床表现：心悸、胸闷、气短、乏力、黑矇、晕厥等。

心电图和动态心电图表现如下。

（1）严重的窦性心动过缓（心率＜50 次/分）。

（2）窦性停搏和（或）窦房传导阻滞。

（3）慢快综合征：阵发性心动过速（心房颤动、心房扑动、室上性心动过速）和心动过缓交替出现。

（4）持续心房颤动在电复律后无可维持的窦性心律。

（5）持久、缓慢的房室交界性逸搏节律，部分患者可合并房室传导阻滞和室内传导阻滞。

（6）活动后心率不提高或提高不足。

此外，还可进行以下试验作为提示窦房结功能衰退的证据：①运动试验阳性；②阿托品试验阳性；③异丙肾上腺素试验阳性；④固有频率测定阳性；⑤心房调搏试验阳性。

但诊断病态窦房结综合征还须除外下列因素所致的心动过缓：①生理性表现运动员及老年人；②药物作用受体阻滞药、洋地黄、奎尼丁等药物；③其他疾病，如甲状腺功能减退、黄疸。